東北大学 川島隆太 教授 監修

JN204207

脳が活性化する大人のおもしろ算数脳ドリル

62日 1880問

計算クイズ・数の迷路 編

目次

- ●はじめに……………………………………… 2
- ●本書の問題で脳の健康を守りましょう………… 4
- ●ドリル（1日〜62日）……………………… 6〜129
- ●解答………………………………………… 130〜151

学研

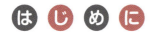

脳を元気にする
おもしろ算数に取り組みましょう

東北大学教授　川島隆太

本書の算数問題で脳が活性化！

　私が取り組んでいる「脳イメージング研究」は、ＭＲＩや光トポグラフィのような機械で脳を撮影し、流れている血液の量に応じて、脳のどの部分が働いているかを調べるというものです。

　この研究から、「文字を書く」「声に出して読む（音読）」「単純計算」が、脳の前頭葉にある前頭前野を大変活発に働かせることが科学的にわかっており、また、本書にある算数問題も脳の活性化に高い効果があることが実験でわかりました。

　脳の前頭前野は、人間が人間らしい生活をするために必要な高度な働きをする、脳の中で最も重要な場所です。ここをきたえるということが、「考える力」「生きる力」をより向上させることにもつながります。

脳も体と同じで使わなければ衰える

　パソコンや高度な端末が普及した今の社会では、文字を手書きする習慣が昔と比べてどんどん減ってきています。これは言い換えれば、脳を使う機会もその分だけ減っている、ということです。脳も体と同じで使わなければ衰えますから、毎日、何らかの作業で脳を働かせることが非常に重要です。

　いざ手書きで文章をつくろうとすると、「漢字が思い出せない」という経験

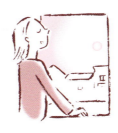
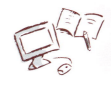

をしたことが、皆さんにもあるかもしれません。毎日、パソコンで漢字を選択しながら文章を打っていては、そういうことが起こるのも不自然ではありません。ですから、考えながら手を使って文字や数字を書くことが脳の健康を守るうえで重要ですし、さらに言えば、はっきりとした目的を持って手書きを行うことが、脳の活性化で非常に大切です。

毎日、脳のトレーニングを！

　本書は、単純計算を基本とした、様々なタイプのユニークな問題を掲載していますから、目的を持って取り組めるように作られています。また、書きこみ式のドリルになっていますから、毎日続けることによって脳がどんどん活性化していきます。昔、習った算数を思い出しながら、楽しく脳のトレーニングをしていきましょう。

　脳が元気なのは朝。朝の日課に取り入れてもいいですね。

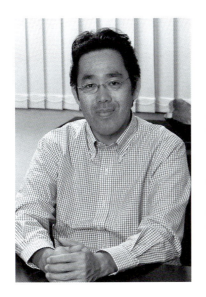

川島隆太教授

東北大学　加齢医学研究所所長
1959年千葉県に生まれる。
1985年東北大学医学部卒業。同大学院医学研究科修了。医学博士。スウェーデン王国カロリンスカ研究所客員研究員、東北大学助手、同専任講師を経て、現在、同大学教授として高次脳機能の解明研究を行う。脳のどの部分にどのような機能があるのかを調べる研究の、日本における第一人者。

本書の問題で
脳の健康を守りましょう

様々な算数問題で脳を元気にしましょう

　どんな作業で脳が活性化するのかを調べるために、多数の実験を東北大学と学研との共同研究によって行いました。この研究により、本書にあるような計算問題で実験したところ、前頭葉の働きが大変活発になることがわかりました。

　実験は、本書の「2つの数の計算」の問題を解く作業を、光トポグラフィという装置を用いて、脳の血流の変化を調べていきました（下の写真が実験の様子です）。その結果、右ページの画像をみてわかるとおり、安静時に比べて問題を解いているときは、脳の血流が増え、活性化していることが最新の脳科学によって判明したのです。

　本書にある問題は、「2つの数の計算」、「トランプ足し算」、「足し算迷路」などいろいろな問題に取り組めるように構成しています。興味・関心を持って取り組め、目的意識も引き出しやすく、脳の活性化に適しています。本書の算数問題で、ぜひ毎日、脳をきたえていきましょう。

「脳活性」実験の様子

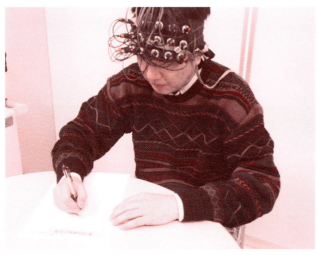

「光トポグラフィ」という装置で脳血流の変化を調べます。本書にあるタイプの計算問題が、前頭葉の活性化に効果があることが実験でわかりました。

「前頭前野」をきたえましょう

　人間の大脳は、大きく前頭葉、頭頂葉、後頭葉、側頭葉の4つに分けられます。それぞれの部位によって機能が分担されていますが、中でも最も重要なのが、前頭葉にある「前頭前野」といわれる部分です。

　この部分では、思考、言葉でのコミュニケーション、感情のコントロール、意思の決定、「〜してはいけない」という情動の抑制など、人間らしい非常に高度な働きを行っています。人間らしい生活をするうえで非常に重要な役割をしていますから、ここをきたえることは「人間がより良く生きる」ことにつながります。

　体のための健康法があるように、脳にも健康法があります。本書の問題で前頭前野をきたえ、脳の健康を守りましょう。

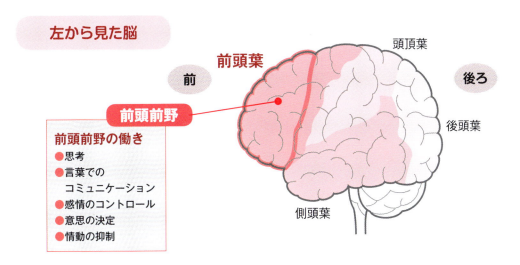

左から見た脳

前頭前野の働き
- 思考
- 言葉でのコミュニケーション
- 感情のコントロール
- 意思の決定
- 情動の抑制

安静時の脳

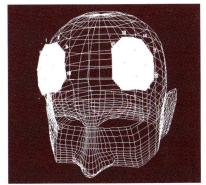

白く表示されているのは、脳が安静時の状態にあることを示しています。

前頭葉の働きが活発に！

「2つの数の計算」の問題を解いているとき

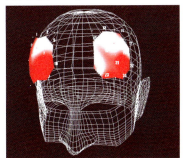

問題に取り組むと、前頭葉の血流が増え脳が活性化します。

1日 ■ 足し算迷路

※解答は130ページ以降です。　　月　日　得点　／2

スタートからゴールに進み、通った数字の合計数を答えましょう。

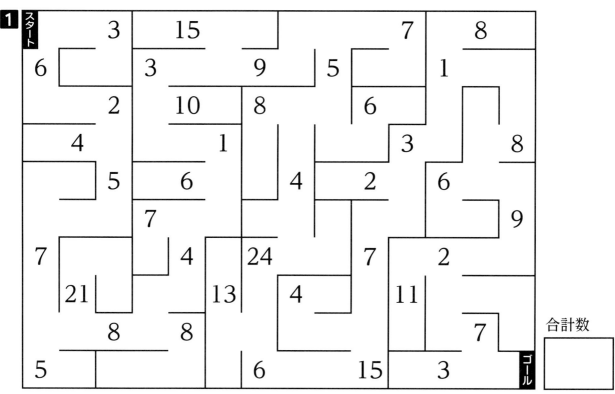

合計数

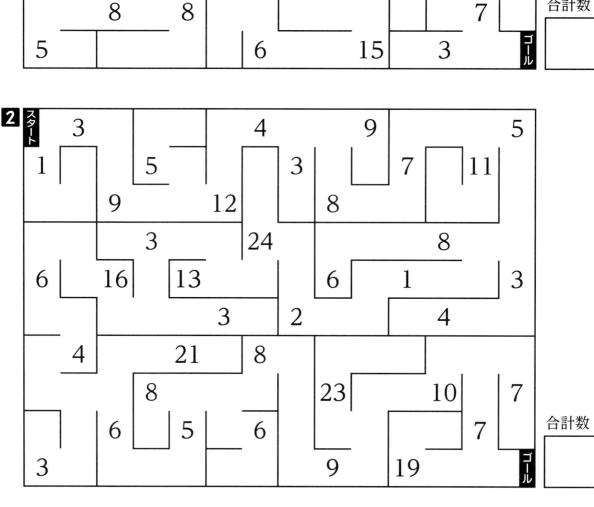

合計数

■ サイコロ筆算

サイコロは2けたの数です。答えを数字で書きましょう。
（例. 1 は 46 − 34 です）

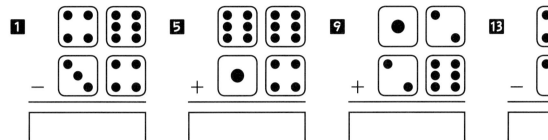
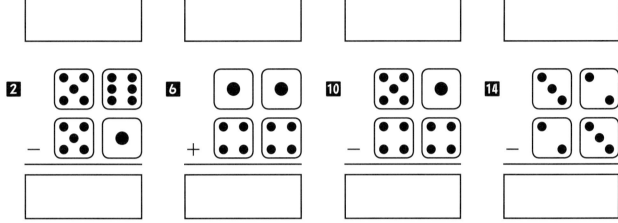
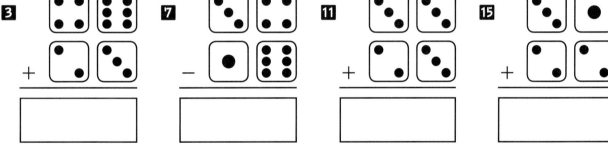
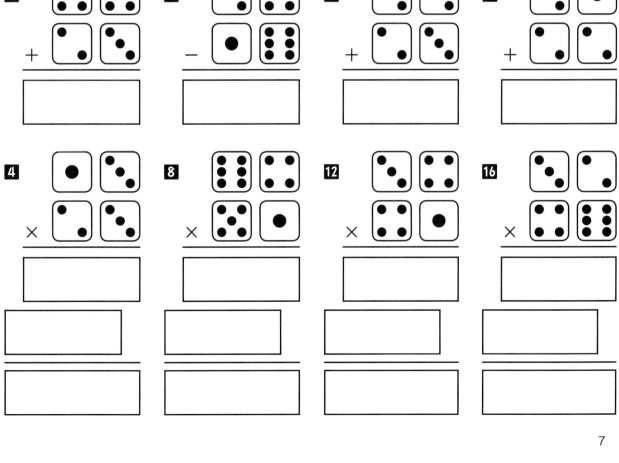

2日 ■ トランプ足し算

トランプのマークごとにすべてのカードの番号を足しましょう。J = 11、Q = 12、K = 13です。

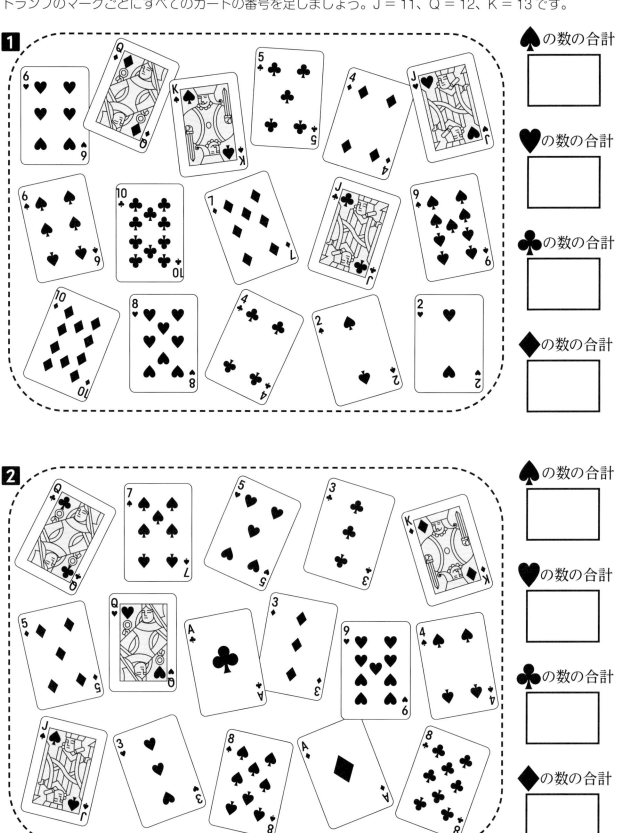

■ 時間の筆算

時間の足し算や引き算です。○時間○分と答えましょう。

1. 4時間38分 － 2時間18分 ＝ 時間 分
2. 10時間35分 － 4時間10分 ＝ 時間 分
3. 3時間12分 ＋ 11時間15分 ＝ 時間 分
4. 14時間40分 － 6時間19分 ＝ 時間 分
5. 9時間12分 ＋ 8時間43分 ＝ 時間 分
6. 3時間15分 ＋ 4時間48分 ＝ 時間 分
7. 5時間7分 － 3時間16分 ＝ 時間 分
8. 13時間6分 － 8時間27分 ＝ 時間 分
9. 4時間44分 ＋ 3時間47分 ＝ 時間 分
10. 7時間58分 － 4時間25分 ＝ 時間 分
11. 11時間18分 － 8時間21分 ＝ 時間 分
12. 10時間14分 ＋ 3時間16分 ＝ 時間 分
13. 3時間38分 ＋ 14時間40分 ＝ 時間 分
14. 5時間33分 ＋ 6時間51分 ＝ 時間 分
15. 18時間49分 － 17時間33分 ＝ 時間 分
16. 4時間42分 ＋ 12時間58分 ＝ 時間 分
17. 8時間29分 － 6時間41分 ＝ 時間 分
18. 7時間46分 ＋ 3時間52分 ＝ 時間 分
19. 18時間22分 － 1時間52分 ＝ 時間 分
20. 2時間29分 ＋ 11時間21分 ＝ 時間 分
21. 18時間30分 － 9時間40分 ＝ 時間 分

3日 ■ 数の迷路

通った数字の合計がゴールの数字になるように、スタートから線を書いてゴールへ進みましょう。
ただし、同じ所は1回しか通ることができません。

1
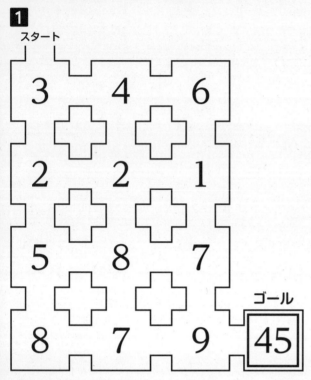

2
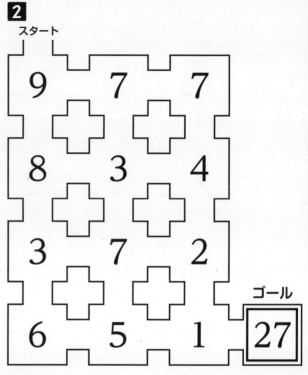

3
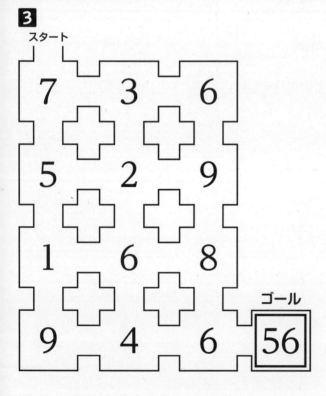

4
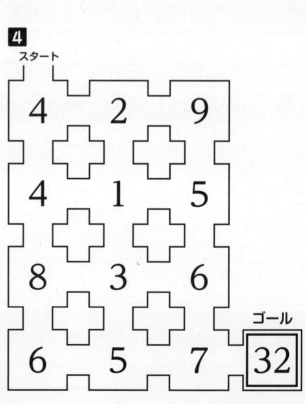

■ しりとり計算

スタートから順に、計算した答えを□に書き込んで、ゴールまで進みましょう。

1. 6 × 2 = ☐ + 8 = ☐ ÷ 4 = ☐ − 3 = ☐
2. 36 ÷ 4 = ☐ − 3 = ☐ + 2 = ☐ × 8 = ☐
3. 6 + 2 = ☐ × 3 = ☐ ÷ 6 = ☐ − 1 = ☐
4. 12 + 15 = ☐ ÷ 9 = ☐ × 6 = ☐ − 9 = ☐
5. 18 ÷ 9 = ☐ + 10 = ☐ − 4 = ☐ × 6 = ☐
6. 34 − 6 = ☐ ÷ 4 = ☐ + 1 = ☐ × 2 = ☐
7. 54 + 9 = ☐ ÷ 7 = ☐ − 2 = ☐ × 3 = ☐
8. 25 ÷ 5 = ☐ − 1 = ☐ × 4 = ☐ + 6 = ☐
9. 8 × 5 = ☐ − 8 = ☐ ÷ 8 = ☐ + 7 = ☐
10. 37 − 7 = ☐ ÷ 6 = ☐ + 4 = ☐ × 8 = ☐
11. 31 + 14 = ☐ ÷ 5 = ☐ × 2 = ☐ − 15 = ☐
12. 8 ÷ 2 = ☐ + 4 = ☐ × 7 = ☐ − 9 = ☐
13. 5 × 7 = ☐ − 3 = ☐ + 10 = ☐ ÷ 6 = ☐
14. 23 + 18 = ☐ − 5 = ☐ ÷ 6 = ☐ × 9 = ☐

4日 時間の計算

□にあてはまる数を答えましょう。時間の単位に注意しましょう。

1. 80秒 = ☐ 分 ☐ 秒
2. 170分 = ☐ 時間 ☐ 分
3. 149秒 = ☐ 分 ☐ 秒
4. 132分 = ☐ 時間 ☐ 分
5. 97秒 = ☐ 分 ☐ 秒
6. 161分 = ☐ 時間 ☐ 分
7. 92秒 = ☐ 分 ☐ 秒
8. 191分 = ☐ 時間 ☐ 分
9. 77秒 = ☐ 分 ☐ 秒
10. 128分 = ☐ 時間 ☐ 分
11. 105秒 = ☐ 分 ☐ 秒
12. 173分 = ☐ 時間 ☐ 分
13. 136秒 = ☐ 分 ☐ 秒

14. 1時間20分 + 50分 = ☐ 分
15. 2分40秒 + 30秒 = ☐ 秒
16. 2時間10分 − 40分 = ☐ 分
17. 1分19秒 + 37秒 = ☐ 秒
18. 2時間4分 + 22分 = ☐ 分
19. 1分12秒 − 59秒 = ☐ 秒
20. 3時間20分 − 10分 = ☐ 分
21. 2分55秒 + 5秒 = ☐ 秒
22. 2時間9分 + 33分 = ☐ 分
23. 1分30秒 + 45秒 = ☐ 秒
24. 2時間24分 − 8分 = ☐ 分
25. 1分18秒 + 12秒 = ☐ 秒
26. 3時間45分 − 31分 = ☐ 分

■ 積み木の体積

積み木1個は1cm³。Ⓐブロック、Ⓑブロック、Ⓒブロックの数を足して体積を求めましょう。

1

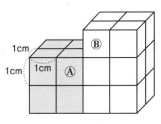

Ⓐ □ + Ⓑ □ = 体積 □ cm³

2

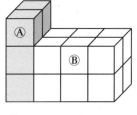

Ⓐ □ + Ⓑ □ = 体積 □ cm³

3

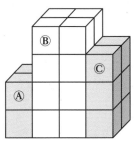

Ⓐ □ + Ⓑ □ + Ⓒ □ = 体積 □ cm³

4

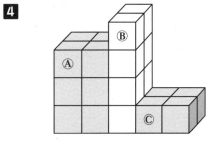

Ⓐ □ + Ⓑ □ + Ⓒ □ = 体積 □ cm³

5

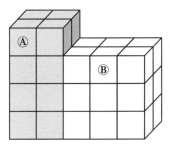

Ⓐ □ + Ⓑ □ = 体積 □ cm³

6

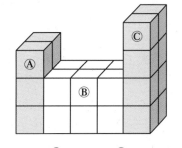

Ⓐ □ + Ⓑ □ + Ⓒ □ = 体積 □ cm³

7

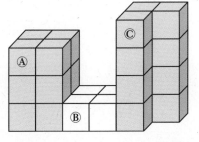

Ⓐ □ + Ⓑ □ + Ⓒ □ = 体積 □ cm³

8

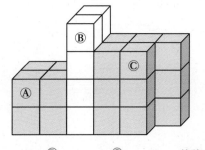

Ⓐ □ + Ⓑ □ + Ⓒ □ = 体積 □ cm³

5日 ■ 2つの数と3つの数の計算

次の計算をしましょう。

1. 32 ÷ 8 =
2. 20 − 10 + 4 =
3. 21 + 5 =
4. 18 + 8 =
5. 16 + 9 + 7 =
6. 54 ÷ 9 =
7. 27 − 12 =
8. 42 ÷ 6 =
9. 15 + 5 − 9 =
10. 26 + 19 =
11. 13 + 4 =
12. 16 + 6 + 6 =
13. 27 − 8 =
14. 18 − 12 − 5 =
15. 27 − 2 + 8 =
16. 6 × 6 =
17. 21 ÷ 7 =
18. 8 + 3 + 2 =
19. 17 + 6 − 4 =
20. 34 − 5 =
21. 25 − 9 + 7 =
22. 21 + 27 =
23. 16 ÷ 4 =
24. 8 × 3 =
25. 27 ÷ 3 =
26. 9 + 6 − 2 =
27. 19 − 2 − 2 =
28. 4 × 6 =
29. 18 − 16 =
30. 9 × 7 =
31. 6 + 34 =
32. 17 − 3 + 8 =
33. 24 ÷ 4 =
34. 9 × 9 =
35. 13 − 3 =
36. 24 + 22 =
37. 2 × 9 =
38. 24 − 6 + 7 =
39. 20 ÷ 5 =

■ トランプ足し算

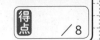

トランプのマークごとにすべてのカードの番号を足しましょう。J = 11、Q = 12、K = 13 です。

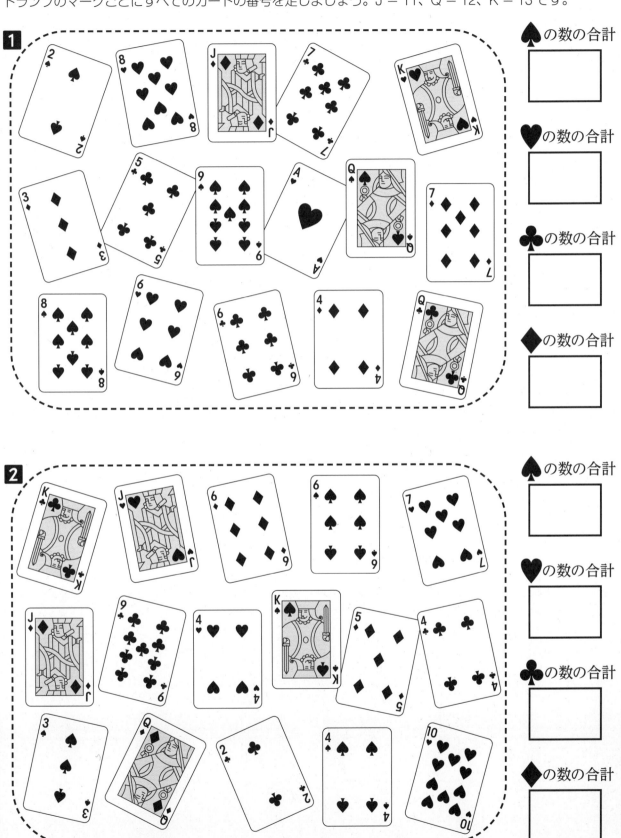

6日 ■ サイコロ筆算 　　　　　月　日 得点 /16

サイコロは2けたの数です。答えを数字で書きましょう。
（例. 1 は 42 + 13 です）

1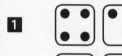
+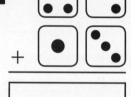

5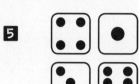
−

9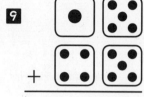
+

13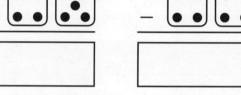
−

2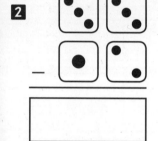
−

6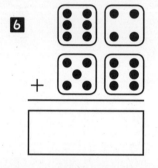
+

10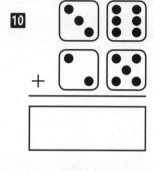
+

14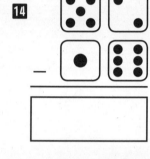
−

3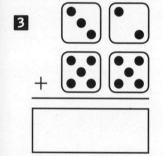
+

7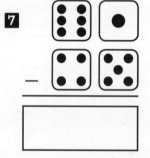
−

11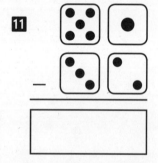
−

15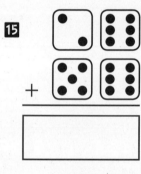
+

4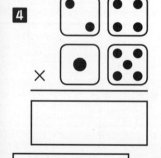
×

8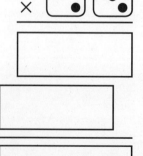
×

12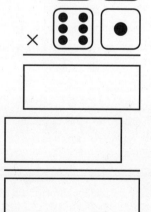
×

16
×

■ ツリー足し算

線でつながったマスどうしを足し算して、下の□に答えを書きましょう。

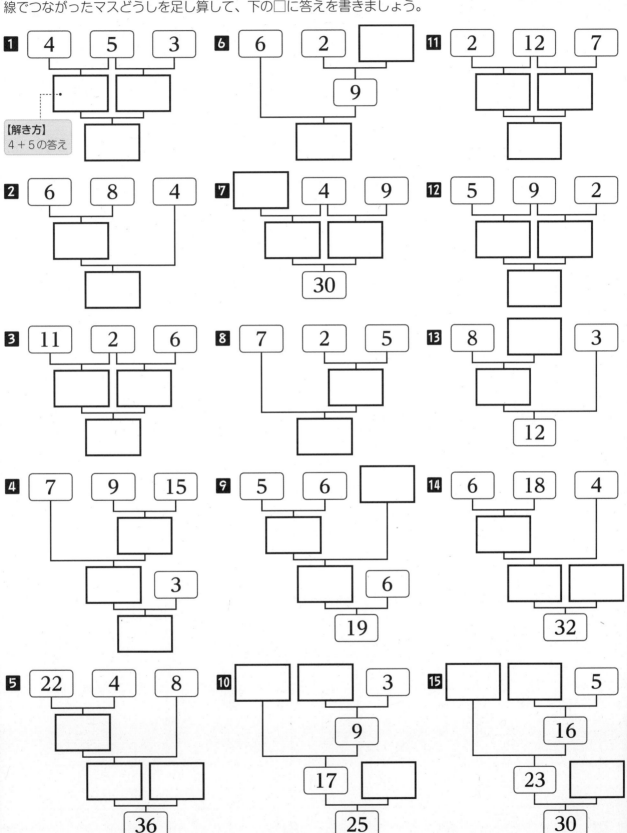

7日 面積クイズ

方眼の1マスは1cm² です。次の図形の面積を求めましょう。

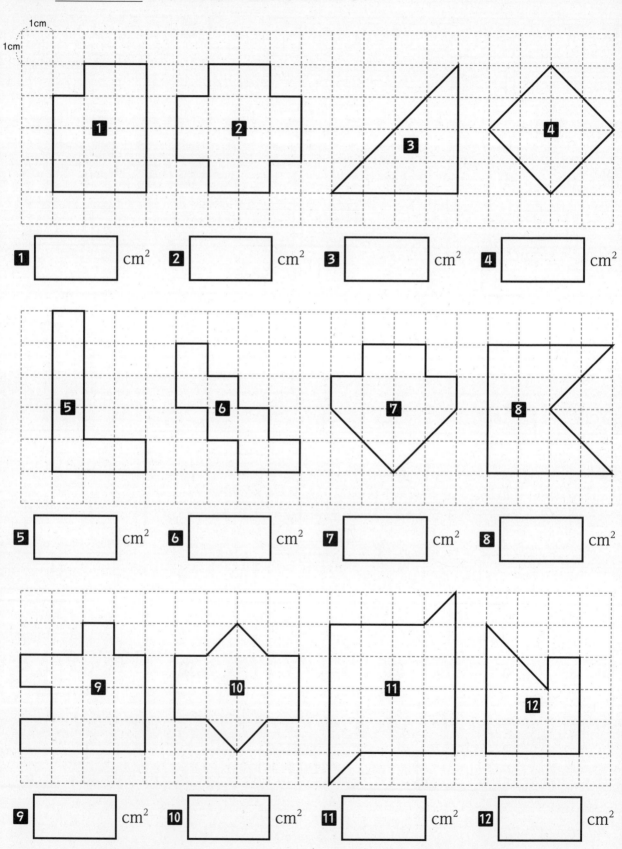

■ 足し算迷路

スタートからゴールに進み、通った数字の合計数を答えましょう。

1
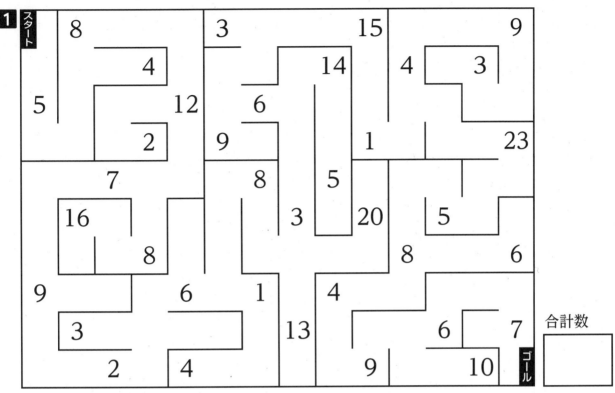

合計数

2
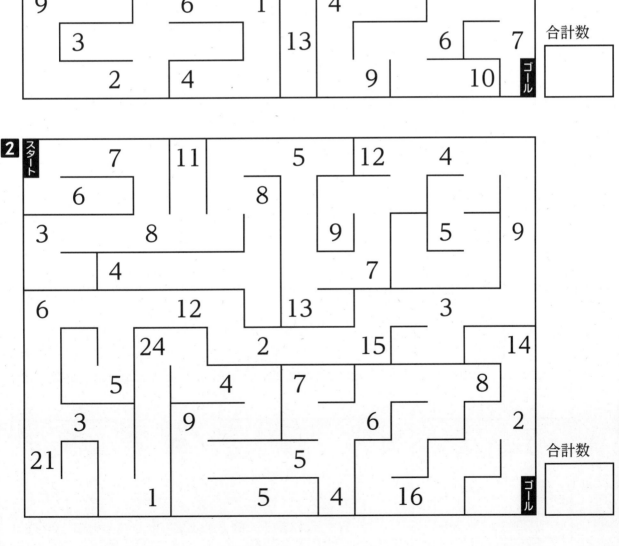

合計数

8日 時間の筆算

時間の足し算や引き算です。○時間○分と答えましょう。

1. 14時間14分 − 8時間10分 = 　時間　分
2. 8時間44分 − 3時間15分 = 　時間　分
3. 12時間20分 + 15時間12分 = 　時間　分
4. 10時間22分 − 6時間58分 = 　時間　分
5. 3時間51分 + 2時間24分 = 　時間　分
6. 13時間35分 + 2時間42分 = 　時間　分
7. 8時間15分 − 4時間22分 = 　時間　分
8. 11時間42分 + 1時間46分 = 　時間　分
9. 4時間57分 + 4時間27分 = 　時間　分
10. 7時間24分 + 5時間33分 = 　時間　分
11. 8時間17分 + 17時間7分 = 　時間　分
12. 16時間20分 − 2時間30分 = 　時間　分
13. 8時間52分 + 12時間11分 = 　時間　分
14. 4時間2分 + 16時間54分 = 　時間　分
15. 1時間12分 + 9時間58分 = 　時間　分
16. 14時間28分 + 6時間40分 = 　時間　分
17. 7時間52分 + 1時間35分 = 　時間　分
18. 15時間43分 − 1時間29分 = 　時間　分
19. 4時間50分 + 3時間32分 = 　時間　分
20. 15時間9分 − 10時間56分 = 　時間　分
21. 1時間31分 + 3時間12分 = 　時間　分

■ サイコロ計算

サイコロの目の数で計算しましょう。

1. 4 + 1 + 6 =
2. 5 − 2 + 3 =
3. 6 − 2 − 2 =
4. 4 + 1 − 3 =
5. 3 × 5 − 6 =
6. 6 − 2 + 5 =
7. 5 × 4 − 3 =
8. 1 + 6 − 4 =
9. 6 ÷ 2 + 1 =
10. 5 − 1 − 3 =
11. 3 + 2 + 3 =
12. 2 ÷ 2 + 4 =
13. 6 + 3 − 4 =
14. 4 × 3 − 5 =
15. 4 + 4 + 1 =
16. 5 − 1 + 5 =
17. 4 ÷ 2 + 6 =
18. 4 − 1 − 1 =
19. 3 + 5 + 3 =
20. 2 × 6 − 2 =
21. 6 − 4 − 1 =
22. 3 + 3 − 1 =
23. 5 − 4 + 3 =
24. 6 ÷ 2 + 5 =

9日 ■ 長方形の面積

1の式のように、次の長方形の面積を求めましょう。

1
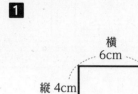

縦	×	横	=	面積
				cm²

2
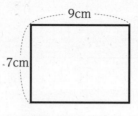

面積 ___ cm²

3
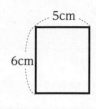

面積 ___ cm²

4
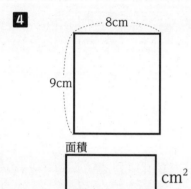

面積 ___ cm²

5
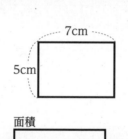

面積 ___ cm²

6
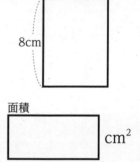

面積 ___ cm²

7
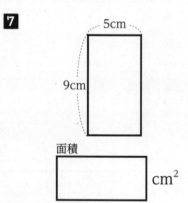

面積 ___ cm²

8
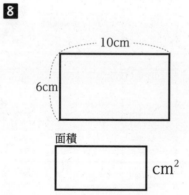

面積 ___ cm²

9
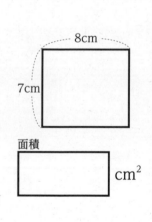

面積 ___ cm²

10
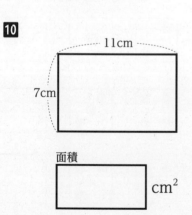

面積 ___ cm²

11
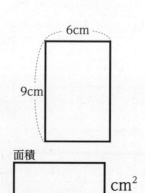

面積 ___ cm²

12
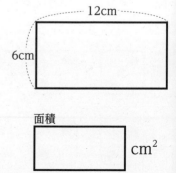

面積 ___ cm²

■ しりとり計算

得点 /14

スタートから順に、計算した答えを□に書き込んで、ゴールまで進みましょう。

1. 15 ÷ 5 = ☐ + 6 = ☐ − 5 = ☐ × 9 = ☐
2. 7 + 17 = ☐ ÷ 8 = ☐ − 1 = ☐ × 2 = ☐
3. 39 + 9 = ☐ ÷ 6 = ☐ × 2 = ☐ − 11 = ☐
4. 4 × 8 = ☐ − 4 = ☐ ÷ 7 = ☐ + 4 = ☐
5. 12 − 6 = ☐ × 9 = ☐ + 10 = ☐ ÷ 8 = ☐
6. 28 − 7 = ☐ ÷ 3 = ☐ × 8 = ☐ + 4 = ☐
7. 38 + 4 = ☐ ÷ 7 = ☐ × 5 = ☐ − 9 = ☐
8. 5 × 8 = ☐ − 13 = ☐ ÷ 3 = ☐ + 16 = ☐
9. 26 + 8 = ☐ − 26 = ☐ ÷ 2 = ☐ × 4 = ☐
10. 10 × 5 = ☐ − 1 = ☐ ÷ 7 = ☐ + 15 = ☐
11. 12 − 8 = ☐ ÷ 4 = ☐ + 5 = ☐ × 6 = ☐
12. 20 ÷ 5 = ☐ + 3 = ☐ × 9 = ☐ − 4 = ☐
13. 8 + 16 = ☐ ÷ 4 = ☐ − 3 = ☐ × 6 = ☐
14. 37 − 12 = ☐ ÷ 5 = ☐ + 3 = ☐ × 9 = ☐

23

10日 ■ 穴あき筆算

□にあてはまる数を書きましょう。

1　□9 − 3□ = 13

2　□3 + 5□ = 90

3　□4 + 6□ = 104

4　□0 − 7□ = 15

5　2□ + □3 = 94

6　8□ − □8 = 67

7　2□ + □7 = 44

8　7□ − □3 = 38

9　5□ + □0 = 93

10　□4 − 2□ = 72

11　□3 + 1□ = 62

12　□8 + 6□ = 87

13　□8 − 1□ = 54

14　8□ − □3 = 29

15　□5 − 3□ = 14

16　□6 + 1□ = 111

17　□5 − 6□ = 16

18　□1 + 4□ = 64

19　□5 + 4□ = 77

20　□4 − 1□ = 46

21　□9 − 1□ = 57

22　9□ + □4 = 120

23　□9 − 1□ = 41

24　□6 + 9□ = 108

25　6□ − □6 = 48

26　□5 − 3□ = 38

27　□4 + 4□ = 91

28　□9 − 7□ = 15

■ 数の迷路

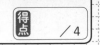

通った数字の合計がゴールの数字になるように、スタートから線を書いてゴールへ進みましょう。
ただし、同じ所は1回しか通ることができません。

1
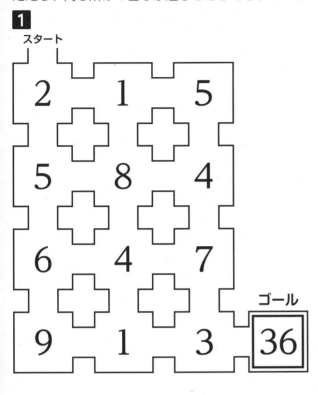

2
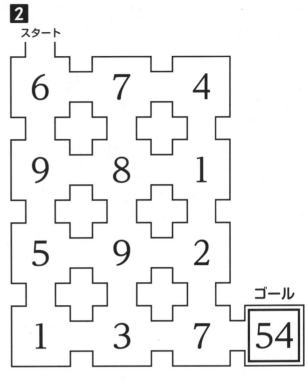

3
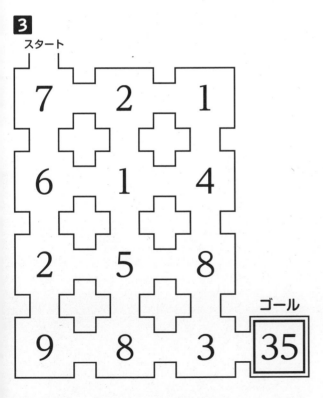

4
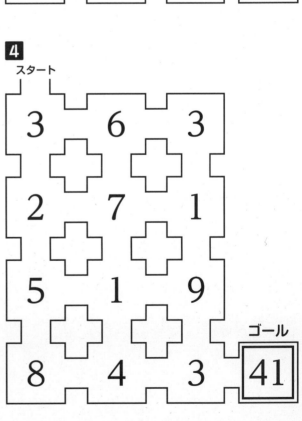

25

11日 ■ トランプ足し算　　　月　日　得点 /4

トランプのマークごとにすべてのカードの番号を足しましょう。J = 11、Q = 12、K = 13 です。

♠の数の合計　　♥の数の合計　　♣の数の合計　　♦の数の合計

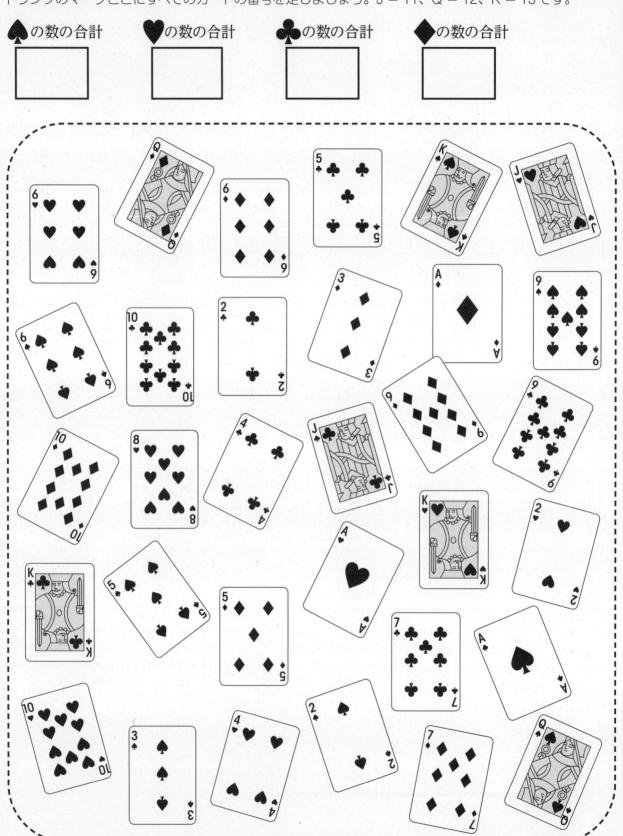

■ サイコロ計算

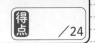

サイコロの目の数で計算しましょう。

1. 3 + 4 − 1 =
2. 3 + 5 + 1 =
3. 6 − 5 + 1 =
4. 4 + 4 + 6 =
5. 3 × 2 − 4 =
6. 5 + 4 − 2 =
7. 1 + 3 + 5 =
8. 6 − 1 + 5 =
9. 1 + 6 + 3 =
10. 3 + 1 − 3 =
11. 6 × 4 − 4 =
12. 5 + 2 + 6 =
13. 1 + 4 − 3 =
14. 4 × 5 − 6 =
15. 6 ÷ 4 + 4 =
16. 5 − 1 + 4 =
17. 3 − 1 + 4 =
18. 2 + 1 + 5 =
19. 6 ÷ 3 − 1 =
20. 5 + 6 + 3 =
21. 4 × 3 − 3 =
22. 4 + 6 − 5 =
23. 1 + 4 − 2 =
24. 4 − 1 + 6 =

12日 ■ 時間の計算

□にあてはまる数を答えましょう。時間の単位に注意しましょう。

1. 71秒 = ☐ 分 ☐ 秒
2. 195分 = ☐ 時間 ☐ 分
3. 154秒 = ☐ 分 ☐ 秒
4. 124分 = ☐ 時間 ☐ 分
5. 89秒 = ☐ 分 ☐ 秒
6. 151分 = ☐ 時間 ☐ 分
7. 79秒 = ☐ 分 ☐ 秒
8. 84分 = ☐ 時間 ☐ 分
9. 115秒 = ☐ 分 ☐ 秒
10. 162分 = ☐ 時間 ☐ 分
11. 137秒 = ☐ 分 ☐ 秒
12. 106分 = ☐ 時間 ☐ 分
13. 165秒 = ☐ 分 ☐ 秒

14. 1時間55分 − 19分 = ☐ 分
15. 2分23秒 + 37秒 = ☐ 秒
16. 1時間36分 + 6分 = ☐ 分
17. 2分27秒 − 33秒 = ☐ 秒
18. 2時間32分 + 9分 = ☐ 分
19. 3分11秒 + 14秒 = ☐ 秒
20. 2時間9分 − 55分 = ☐ 分
21. 2分7秒 + 28秒 = ☐ 秒
22. 2時間46分 + 42分 = ☐ 分
23. 2分20秒 − 50秒 = ☐ 秒
24. 3時間28分 + 12分 = ☐ 分
25. 1分12秒 + 6秒 = ☐ 秒
26. 2時間54分 + 51分 = ☐ 分

■ 足し算迷路

スタートからゴールに進み、通った数字の合計数を答えましょう。

1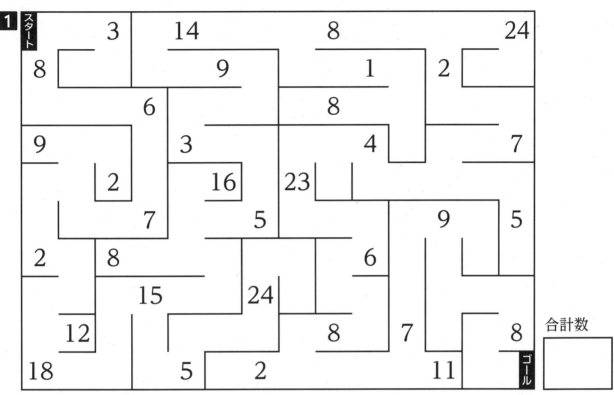

合計数

2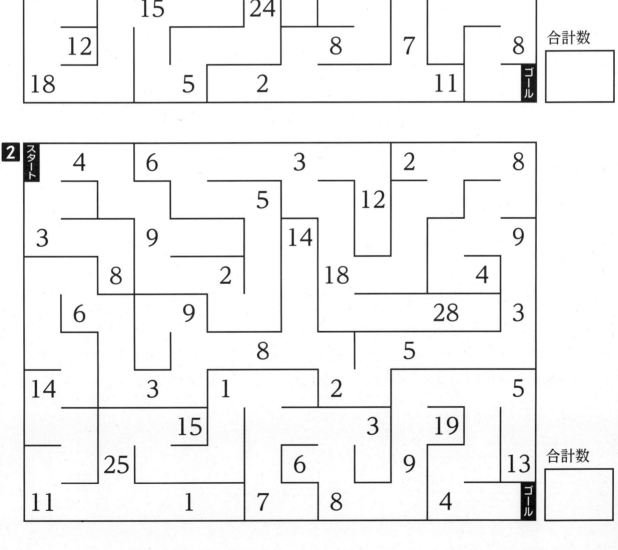

合計数

13日 ■ ツリー足し算 /15

線でつながったマスどうしを足し算して、下の□に答えを書きましょう。

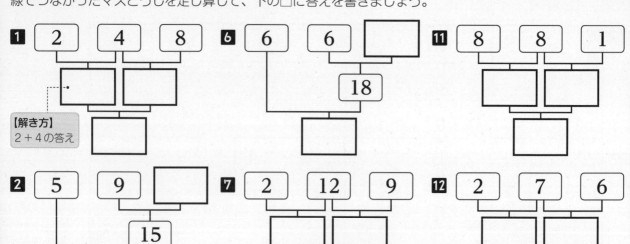
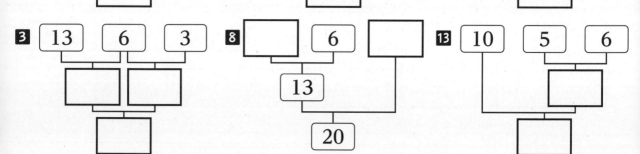
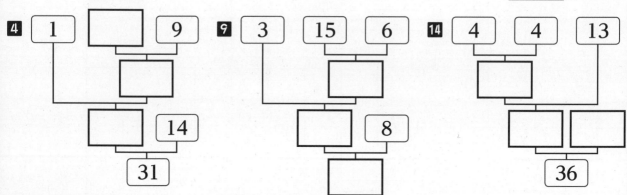
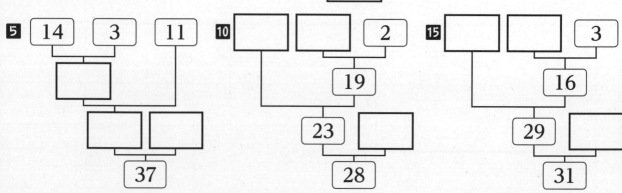

■ サイコロ筆算

サイコロは2けたの数です。答えを数字で書きましょう。
(例. **1** は 61 − 16 です)

14日 ■ 面積クイズ

方眼の1マスは1cm² です。次の図形の面積を求めましょう。

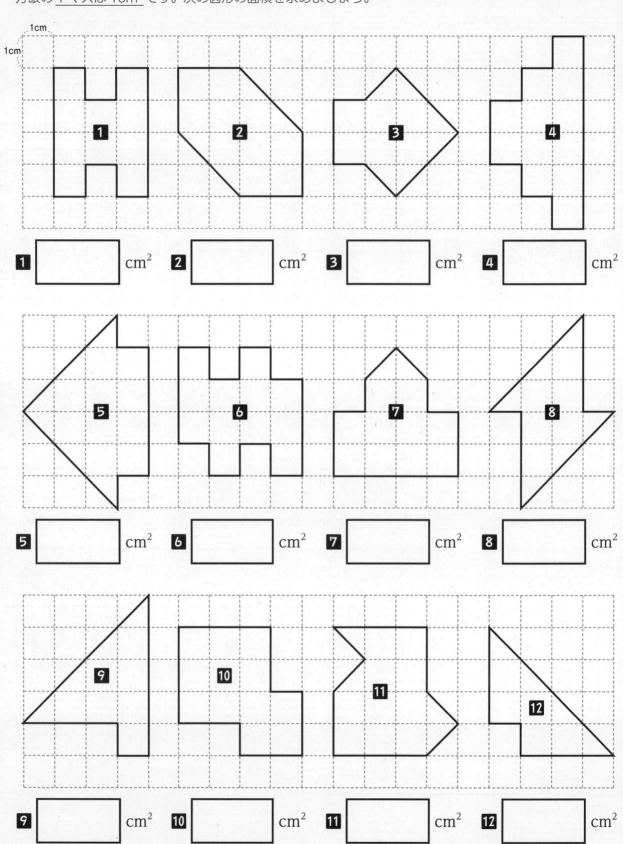

■ 数の迷路

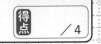

通った数字の合計がゴールの数字になるように、スタートから線を書いてゴールへ進みましょう。
ただし、同じ所は1回しか通ることができません。

1

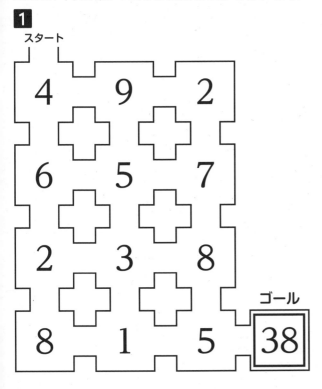

2

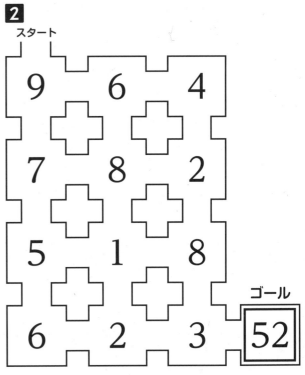

3

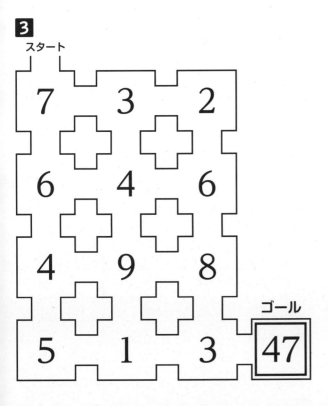

4

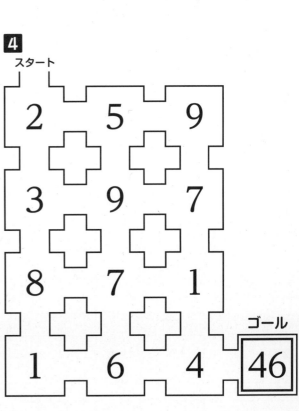

15日 ■ 時間の計算

□にあてはまる数を答えましょう。時間の単位に注意しましょう。

1. 118 秒 = □ 分 □ 秒
2. 242 分 = □ 時間 □ 分
3. 141 秒 = □ 分 □ 秒
4. 319 分 = □ 時間 □ 分
5. 135 秒 = □ 分 □ 秒
6. 148 分 = □ 時間 □ 分
7. 110 秒 = □ 分 □ 秒
8. 352 分 = □ 時間 □ 分
9. 267 秒 = □ 分 □ 秒
10. 259 分 = □ 時間 □ 分
11. 338 秒 = □ 分 □ 秒
12. 211 分 = □ 時間 □ 分
13. 185 秒 = □ 分 □ 秒

14. 3 時間 50 分 − 21 分 = □ 分
15. 1 分 26 秒 − 50 秒 = □ 秒
16. 3 時間 43 分 − 35 分 = □ 分
17. 3 分 49 秒 − 13 秒 = □ 秒
18. 2 時間 5 分 + 24 分 = □ 分
19. 3 分 52 秒 − 13 秒 = □ 秒
20. 5 時間 35 分 + 12 分 = □ 分
21. 2 分 13 秒 − 59 秒 = □ 秒
22. 5 時間 45 分 − 49 分 = □ 分
23. 4 分 31 秒 − 42 秒 = □ 秒
24. 2 時間 15 分 − 4 分 = □ 分
25. 3 分 9 秒 − 44 秒 = □ 秒
26. 1 時間 20 分 + 52 分 = □ 分

■ 穴あき筆算

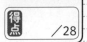

□にあてはまる数を書きましょう。

| 1 | 1 □ + □ 4 ---- 4 0 | 8 | □ 6 + 1 □ ---- 7 5 | 15 | 4 □ + □ 5 ---- 9 1 | 22 | 3 □ + □ 8 ---- 1 0 7 |

| 2 | 4 □ + □ 4 ---- 1 2 7 | 9 | 6 □ − □ 4 ---- 1 9 | 16 | 5 □ − □ 4 ---- 3 | 23 | □ 0 − 3 □ ---- 4 4 |

| 3 | 8 □ − □ 2 ---- 8 | 10 | 4 □ − □ 6 ---- 1 9 | 17 | □ 3 − 5 □ ---- 1 3 | 24 | □ 5 + 4 □ ---- 8 3 |

| 4 | 3 □ + □ 3 ---- 5 8 | 11 | 7 □ − □ 9 ---- 5 1 | 18 | 4 □ + □ 1 ---- 5 2 | 25 | □ 9 + 2 □ ---- 1 1 1 |

| 5 | □ 4 − 3 □ ---- 1 5 | 12 | □ 9 + 1 □ ---- 5 0 | 19 | 7 □ − □ 3 ---- 2 0 | 26 | □ 1 + 3 □ ---- 6 2 |

| 6 | 2 □ + □ 6 ---- 4 9 | 13 | 3 □ + □ 1 ---- 1 2 4 | 20 | 1 □ + □ 2 ---- 8 0 | 27 | 2 □ + □ 2 ---- 7 3 |

| 7 | 9 □ − □ 7 ---- 7 2 | 14 | □ 3 − 7 □ ---- 1 2 | 21 | 3 □ + □ 6 ---- 7 3 | 28 | □ 4 + 3 □ ---- 5 0 |

35

16日 ■ トランプ足し算

月　日　得点 /4

トランプのマークごとにすべてのカードの番号を足しましょう。J = 11、Q = 12、K = 13です。

♠の数の合計 　　♥の数の合計 　　♣の数の合計 　　♦の数の合計

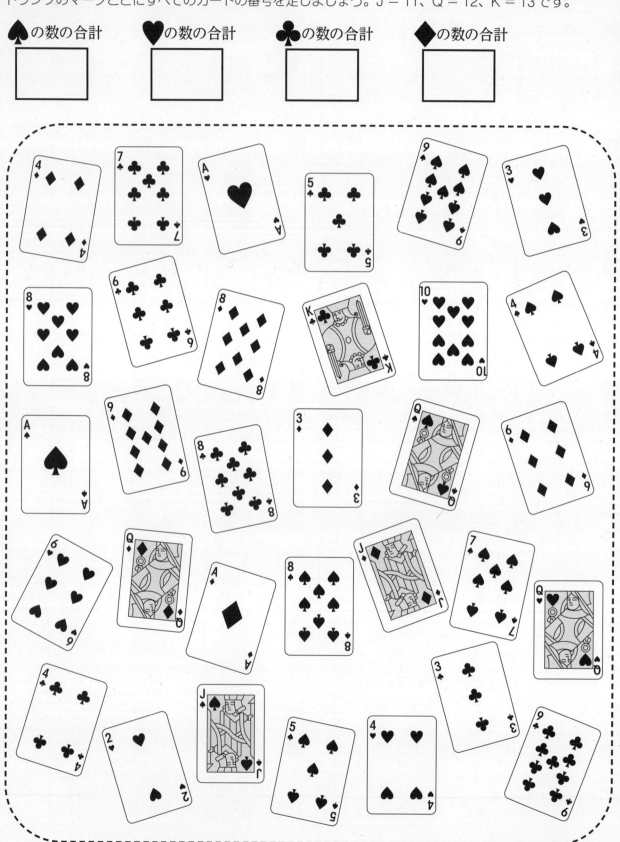

■ 足し算迷路

スタートからゴールに進み、通った数字の合計数を答えましょう。

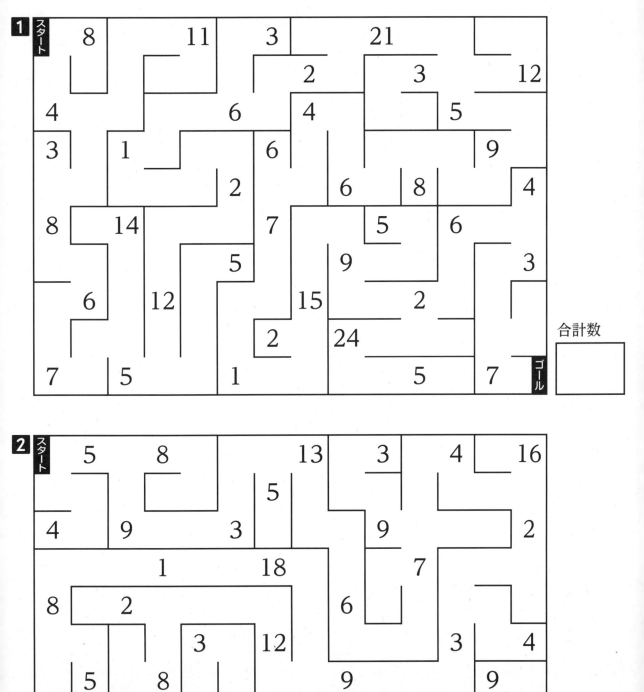

17日 ツリー足し算 月 日 得点 /15

線でつながったマスどうしを足し算して、下の□に答えを書きましょう。

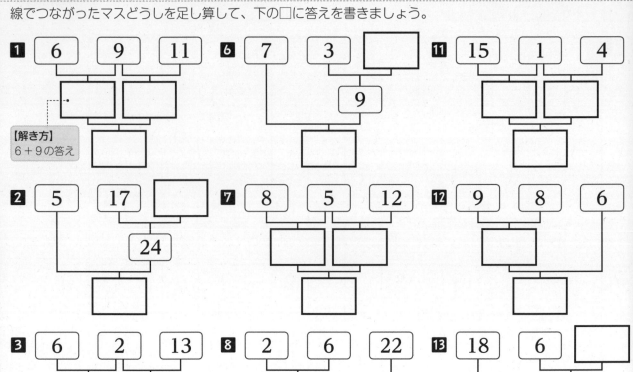
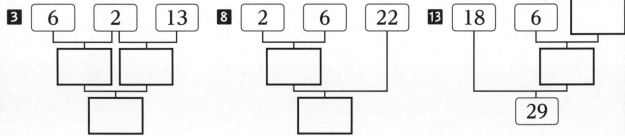
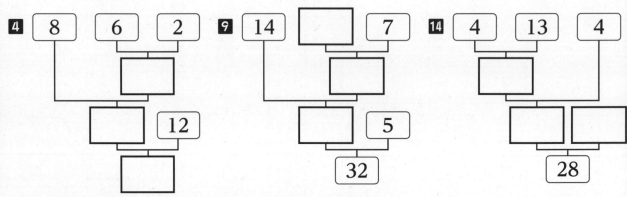
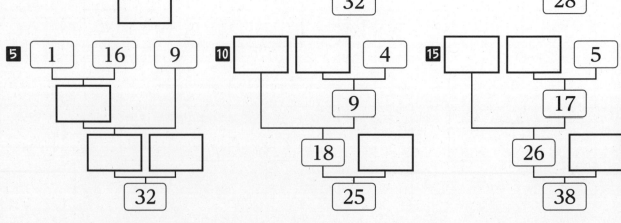

■ 時間の筆算

時間の足し算や引き算です。○時間○分と答えましょう。

1. 3 時間 5 分 ＋ 7 時間 48 分 ＝ 　時間　分
2. 15 時間 39 分 ＋ 1 時間 14 分 ＝ 　時間　分
3. 6 時間 41 分 ＋ 7 時間 32 分 ＝ 　時間　分
4. 11 時間 6 分 ＋ 11 時間 45 分 ＝ 　時間　分
5. 11 時間 12 分 － 1 時間 25 分 ＝ 　時間　分
6. 1 時間 27 分 ＋ 14 時間 35 分 ＝ 　時間　分
7. 5 時間 57 分 ＋ 11 時間 6 分 ＝ 　時間　分
8. 9 時間 44 分 － 3 時間 47 分 ＝ 　時間　分
9. 1 時間 48 分 ＋ 4 時間 7 分 ＝ 　時間　分
10. 1 時間 53 分 ＋ 1 時間 11 分 ＝ 　時間　分
11. 7 時間 52 分 － 1 時間 50 分 ＝ 　時間　分
12. 14 時間 20 分 － 12 時間 50 分 ＝ 　時間　分
13. 6 時間 21 分 － 2 時間 25 分 ＝ 　時間　分
14. 10 時間 30 分 ＋ 3 時間 25 分 ＝ 　時間　分
15. 4 時間 41 分 ＋ 15 時間 8 分 ＝ 　時間　分
16. 4 時間 55 分 ＋ 1 時間 58 分 ＝ 　時間　分
17. 6 時間 38 分 ＋ 3 時間 28 分 ＝ 　時間　分
18. 17 時間 25 分 － 13 時間 32 分 ＝ 　時間　分
19. 8 時間 1 分 － 1 時間 56 分 ＝ 　時間　分
20. 8 時間 42 分 － 6 時間 57 分 ＝ 　時間　分
21. 7 時間 11 分 ＋ 18 時間 31 分 ＝ 　時間　分

18日 ■ 積み木の体積

積み木1個は1cm³。Ⓐブロック、Ⓑブロック、Ⓒブロックの数を足して体積を求めましょう。

1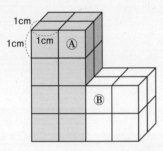

□ + □ = □ cm³

2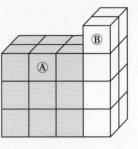

□ + □ = □ cm³

3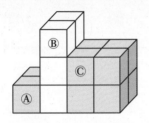

□ + □ + □ = □ cm³

4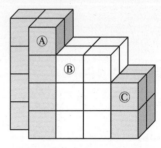

□ + □ + □ = □ cm³

5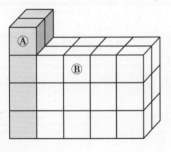

□ + □ = □ cm³

6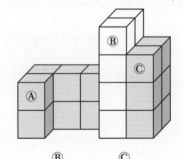

□ + □ + □ = □ cm³

7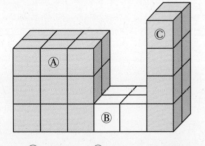

□ + □ + □ = □ cm³

8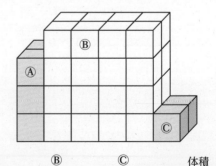

□ + □ + □ = □ cm³

■ 2つの数と3つの数の計算

次の計算をしましょう。

1. $8 ÷ 2 =$
2. $7 + 13 - 9 =$
3. $29 - 16 =$
4. $4 - 3 + 7 =$
5. $8 + 13 + 4 =$
6. $28 ÷ 4 =$
7. $15 ÷ 3 =$
8. $23 - 4 =$
9. $22 + 11 =$
10. $32 - 21 =$
11. $17 + 8 =$
12. $6 + 1 - 7 =$
13. $27 - 13 - 3 =$
14. $45 ÷ 5 =$
15. $31 + 7 =$
16. $9 - 5 =$
17. $16 - 14 =$
18. $9 - 2 - 2 =$
19. $8 × 3 =$
20. $16 - 6 - 7 =$
21. $35 - 5 =$
22. $3 × 2 =$
23. $14 + 11 - 5 =$
24. $2 × 8 =$
25. $19 - 8 + 4 =$
26. $3 × 3 =$
27. $13 - 10 + 2 =$
28. $56 ÷ 8 =$
29. $19 + 4 - 2 =$
30. $39 + 6 =$
31. $4 × 9 =$
32. $4 + 8 - 7 =$
33. $33 - 27 =$
34. $21 - 8 =$
35. $25 ÷ 5 =$
36. $29 + 8 =$
37. $19 - 15 =$
38. $22 - 14 + 2 =$
39. $72 ÷ 9 =$

19日 ■ 足し算迷路

月　日　得点　/2

スタートからゴールに進み、通った数字の合計数を答えましょう。

1

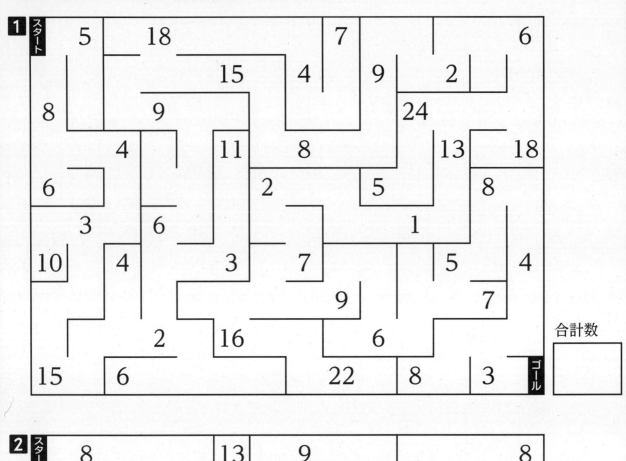

合計数

2

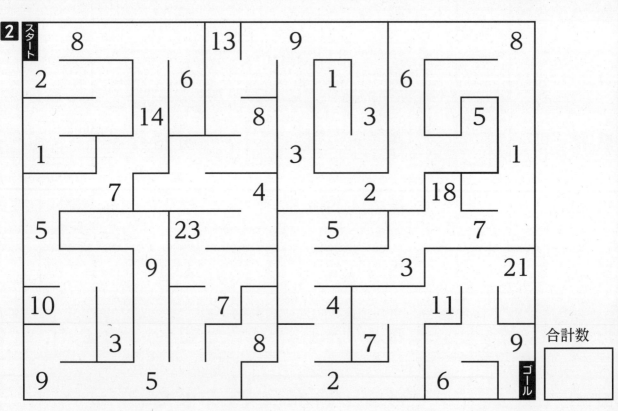

合計数

■ サイコロ計算

 /24

サイコロの目の数で計算しましょう。

1 ⚄ + ⚅ − ⚂ = ☐
2 ⚂ + ⚃ + ⚁ = ☐
3 ⚃ × ⚃ − ⚀ = ☐
4 ⚄ − ⚂ + ⚃ = ☐
5 ⚅ ÷ ⚁ + ⚀ = ☐
6 ⚂ + ⚃ + ⚀ = ☐
7 ⚅ − ⚂ + ⚃ = ☐
8 ⚁ × ⚄ − ⚃ = ☐
9 ⚄ + ⚀ − ⚂ = ☐
10 ⚁ + ⚄ + ⚅ = ☐
11 ⚃ + ⚀ + ⚄ = ☐
12 ⚄ − ⚀ − ⚃ = ☐

13 ⚄ + ⚅ − ⚃ = ☐
14 ⚄ × ⚄ − ⚅ = ☐
15 ⚀ + ⚀ + ⚃ = ☐
16 ⚂ + ⚄ − ⚃ = ☐
17 ⚃ ÷ ⚁ + ⚅ = ☐
18 ⚃ + ⚅ + ⚁ = ☐
19 ⚁ + ⚂ − ⚃ = ☐
20 ⚄ × ⚁ − ⚃ = ☐
21 ⚄ ÷ ⚄ + ⚂ = ☐
22 ⚃ + ⚅ − ⚄ = ☐
23 ⚁ + ⚀ + ⚅ = ☐
24 ⚁ − ⚀ + ⚄ = ☐

43

20日 ■ 時間の計算

□にあてはまる数を答えましょう。時間の単位に注意しましょう。

1. 322秒 = ☐ 分 ☐ 秒
2. 318分 = ☐ 時間 ☐ 分
3. 170秒 = ☐ 分 ☐ 秒
4. 129分 = ☐ 時間 ☐ 分
5. 289秒 = ☐ 分 ☐ 秒
6. 329分 = ☐ 時間 ☐ 分
7. 97秒 = ☐ 分 ☐ 秒
8. 102分 = ☐ 時間 ☐ 分
9. 234秒 = ☐ 分 ☐ 秒
10. 103分 = ☐ 時間 ☐ 分
11. 320秒 = ☐ 分 ☐ 秒
12. 192分 = ☐ 時間 ☐ 分
13. 254秒 = ☐ 分 ☐ 秒

14. 3時間53分 + 15分 = ☐ 分
15. 4分38秒 − 55秒 = ☐ 秒
16. 1時間51分 + 53分 = ☐ 分
17. 4分59秒 + 5秒 = ☐ 秒
18. 5時間56分 − 23分 = ☐ 分
19. 3分59秒 − 48秒 = ☐ 秒
20. 6時間16分 − 50分 = ☐ 分
21. 3分52秒 + 47秒 = ☐ 秒
22. 3時間9分 − 18分 = ☐ 分
23. 2分4秒 + 43秒 = ☐ 秒
24. 3時間19分 − 52分 = ☐ 分
25. 2分52秒 + 20秒 = ☐ 秒
26. 2時間17分 + 27分 = ☐ 分

■ 穴あき筆算

/28

□にあてはまる数を書きましょう。

1　□7 − 1□ = 14

2　□3 − 1□ = 82

3　□9 + 4□ = 87

4　9□ − □2 = 69

5　8□ − □0 = 55

6　□7 + 4□ = 59

7　□2 − 3□ = 39

8　□4 + 3□ = 82

9　7□ − □2 = 22

10　1□ + □8 = 33

11　9□ − □3 = 4

12　4□ + □1 = 83

13　1□ + □2 = 100

14　□1 − 5□ = 21

15　6□ − □3 = 27

16　□7 − 3□ = 52

17　□7 + 4□ = 82

18　□5 + 6□ = 101

19　1□ + □9 = 62

20　□1 + 7□ = 95

21　□4 − 1□ = 49

22　□2 − 3□ = 43

23　□3 + 2□ = 76

24　□9 − 3□ = 14

25　□3 + 4□ = 90

26　5□ + □1 = 72

27　□7 − 1□ = 23

28　□1 + 4□ = 107

21日 しりとり計算　　月　日　得点／14

スタートから順に、計算した答えを□に書き込んで、ゴールまで進みましょう。

1. 28 ÷ 4 = □ + 2 = □ × 9 = □ − 4 = □
2. 9 + 5 = □ ÷ 2 = □ × 3 = □ − 9 = □
3. 37 + 19 = □ ÷ 8 = □ − 4 = □ × 9 = □
4. 30 − 8 = □ + 14 = □ ÷ 4 = □ × 6 = □
5. 22 − 2 = □ ÷ 4 = □ × 7 = □ + 8 = □
6. 18 − 12 = □ × 3 = □ + 2 = □ ÷ 2 = □
7. 3 × 5 = □ − 7 = □ ÷ 2 = □ + 18 = □
8. 35 + 14 = □ ÷ 7 = □ − 1 = □ × 6 = □
9. 5 × 9 = □ − 13 = □ ÷ 4 = □ + 14 = □
10. 9 ÷ 3 = □ + 14 = □ − 12 = □ × 6 = □
11. 32 − 12 = □ + 22 = □ ÷ 6 = □ × 9 = □
12. 30 ÷ 3 = □ − 7 = □ × 8 = □ + 5 = □
13. 33 + 18 = □ − 3 = □ ÷ 8 = □ × 2 = □
14. 20 − 16 = □ × 3 = □ + 28 = □ ÷ 5 = □

■ ツリー足し算

線でつながったマスどうしを足し算して、下の□に答えを書きましょう。

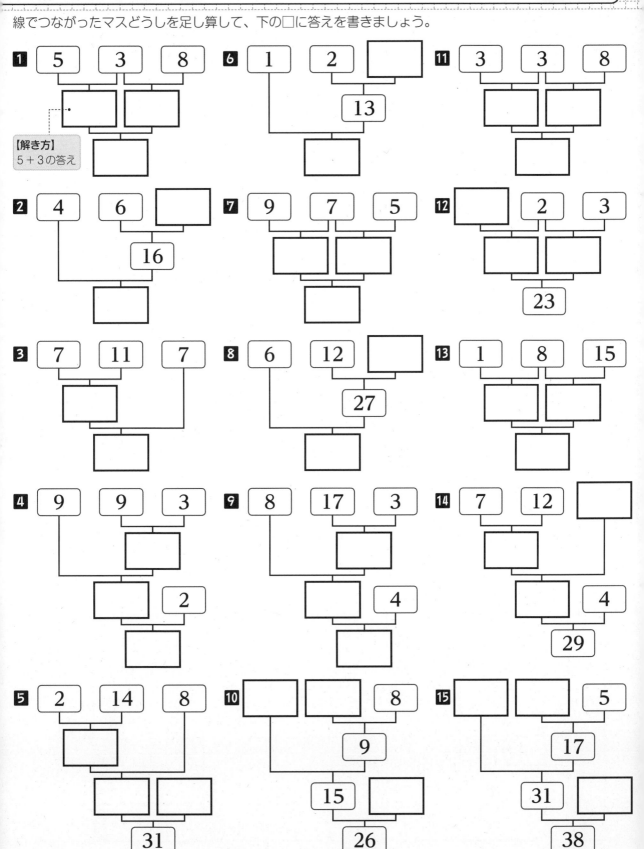

22日 ■ 足し算迷路

スタートからゴールに進み、通った数字の合計数を答えましょう。

1

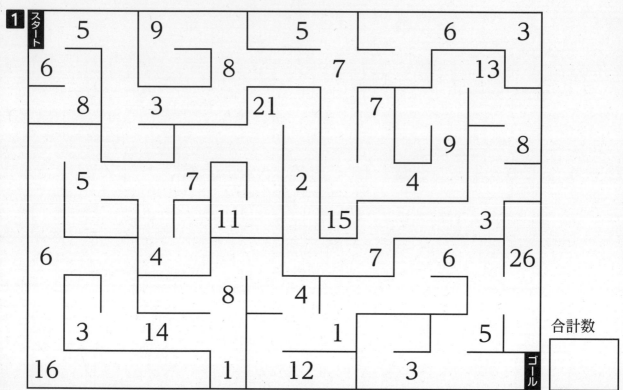

合計数

2

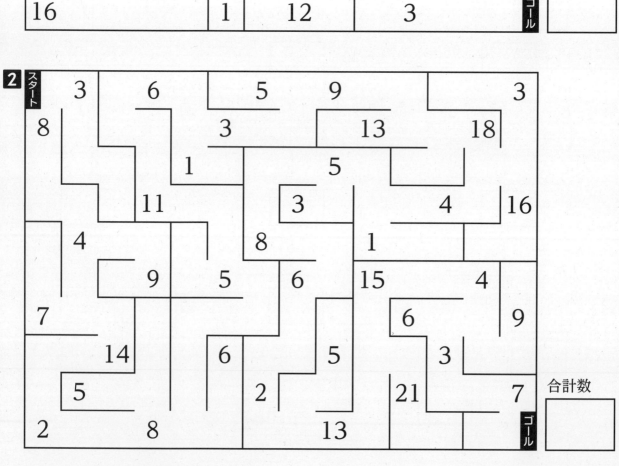

合計数

■ サイコロ筆算

サイコロは2けたの数です。答えを数字で書きましょう。
（例. 1 は 66 − 54 です）

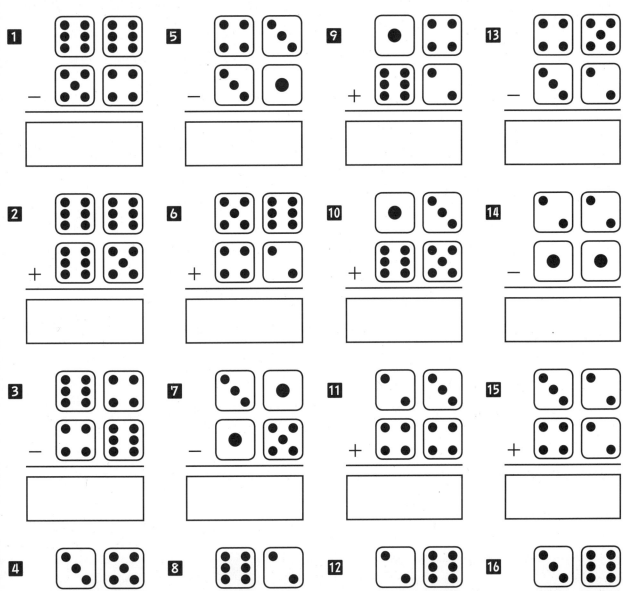

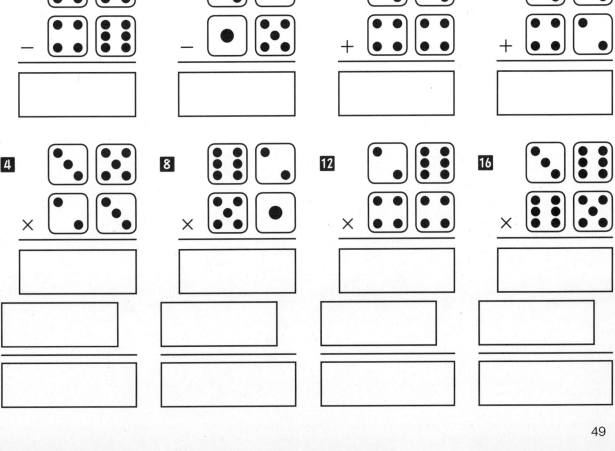

23日 ■ トランプ足し算

月　日　得点　/4

トランプのマークごとにすべてのカードの番号を足しましょう。J = 11、Q = 12、K = 13 です。

♠の数の合計　♥の数の合計　♣の数の合計　◆の数の合計

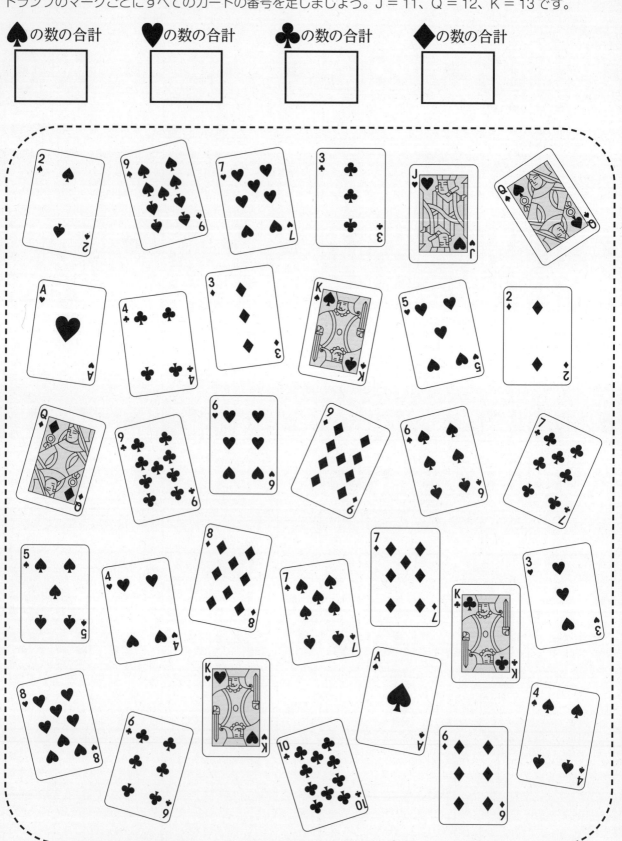

■ しりとり計算

スタートから順に、計算した答えを□に書き込んで、ゴールまで進みましょう。

1. 20 + 7 = □ − 3 = □ ÷ 3 = □ × 9 = □
2. 6 × 6 = □ − 4 = □ ÷ 8 = □ + 13 = □
3. 27 + 13 = □ ÷ 5 = □ − 1 = □ × 2 = □
4. 18 + 9 = □ ÷ 3 = □ − 4 = □ × 9 = □
5. 14 − 12 = □ × 9 = □ + 17 = □ ÷ 5 = □
6. 20 ÷ 10 = □ + 7 = □ × 6 = □ − 8 = □
7. 21 + 15 = □ ÷ 9 = □ × 5 = □ − 18 = □
8. 7 × 8 = □ − 11 = □ + 3 = □ ÷ 8 = □
9. 10 − 5 = □ × 2 = □ + 32 = □ ÷ 6 = □
10. 22 + 9 = □ − 3 = □ ÷ 4 = □ × 7 = □
11. 16 ÷ 8 = □ + 3 = □ × 5 = □ − 8 = □
12. 9 × 9 = □ − 18 = □ ÷ 9 = □ + 19 = □
13. 19 − 9 = □ × 3 = □ ÷ 6 = □ + 8 = □
14. 24 ÷ 6 = □ − 2 = □ × 2 = □ + 3 = □

51

24日 ■ 数の迷路

月　日　得点　／4

通った数字の合計がゴールの数字になるように、スタートから線を書いてゴールへ進みましょう。
ただし、同じ所は1回しか通ることができません。

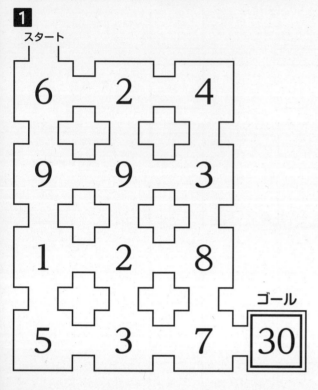

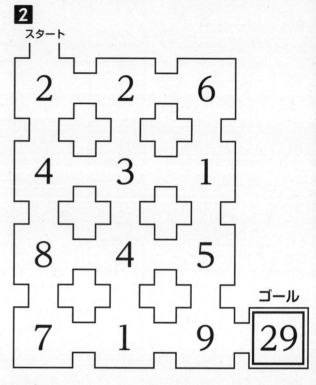

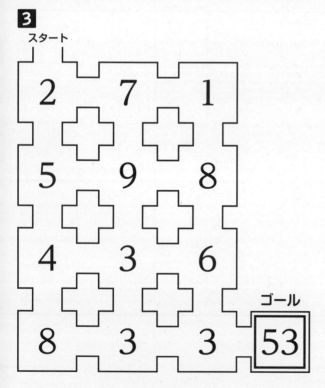

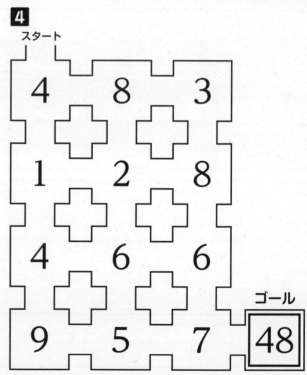

■ 時間の筆算

時間の足し算や引き算です。○時間○分と答えましょう。

1. 13時間50分 − 2時間53分

2. 3時間19分 − 1時間41分

3. 15時間39分 − 6時間19分

4. 4時間3分 + 9時間13分

5. 12時間33分 − 3時間10分

6. 15時間6分 − 6時間13分

7. 11時間13分 − 6時間5分

8. 3時間55分 + 4時間59分

9. 3時間46分 + 3時間37分

10. 17時間49分 − 14時間39分

11. 18時間52分 + 12時間50分

12. 7時間27分 − 1時間45分

13. 2時間15分 + 13時間7分

14. 15時間22分 − 4時間31分

15. 11時間24分 + 15時間32分

16. 6時間49分 + 9時間13分

17. 13時間41分 + 5時間9分

18. 15時間9分 − 8時間39分

19. 3時間53分 + 7時間57分

20. 13時間54分 − 12時間23分

21. 5時間48分 − 4時間42分

25日 ■ 2つの数と3つの数の計算

次の計算をしましょう。

1. $36 \div 6 =$
2. $22 + 5 =$
3. $15 - 2 - 9 =$
4. $24 \div 8 =$
5. $5 \times 3 =$
6. $29 - 26 =$
7. $6 + 5 + 6 =$
8. $5 \times 9 =$
9. $2 \times 7 =$
10. $20 \div 4 =$
11. $35 \div 7 =$
12. $8 + 10 + 4 =$
13. $30 \div 5 =$
14. $21 - 13 - 4 =$
15. $9 + 16 - 5 =$
16. $28 + 31 =$
17. $18 \div 2 =$
18. $10 + 9 - 4 =$
19. $32 - 9 =$
20. $7 - 6 =$
21. $18 - 3 =$
22. $21 \div 7 =$
23. $6 \times 9 =$
24. $19 - 14 - 3 =$
25. $9 + 15 + 9 =$
26. $36 \div 9 =$
27. $39 + 6 =$
28. $4 - 2 + 3 =$
29. $21 - 9 =$
30. $19 - 8 =$
31. $34 + 17 =$
32. $8 \div 4 =$
33. $5 + 14 + 9 =$
34. $7 \times 7 =$
35. $10 \div 5 =$
36. $17 - 14 + 2 =$
37. $19 - 8 - 6 =$
38. $24 - 22 =$
39. $6 + 9 + 6 =$

三角形の面積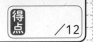

1の式のように、次の三角形の面積を求めましょう。

1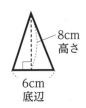

 × 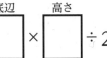 ÷ 2 = 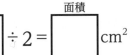 cm²

2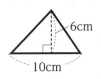

面積 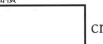 cm²

3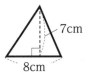

面積 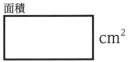 cm²

4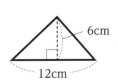

面積 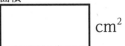 cm²

5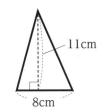

面積 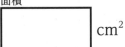 cm²

6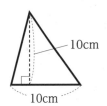

面積 cm²

7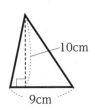

面積 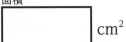 cm²

8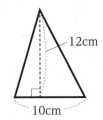

面積 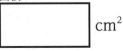 cm²

9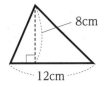

面積 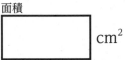 cm²

10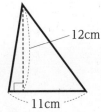

面積 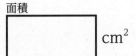 cm²

11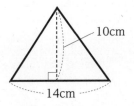

面積 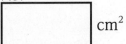 cm²

12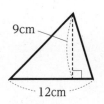

面積 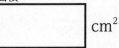 cm²

55

26日 ■ トランプ足し算

月　日　得点　/4

トランプのマークごとにすべてのカードの番号を足しましょう。J = 11、Q = 12、K = 13 です。

♠の数の合計　♥の数の合計　♣の数の合計　◆の数の合計

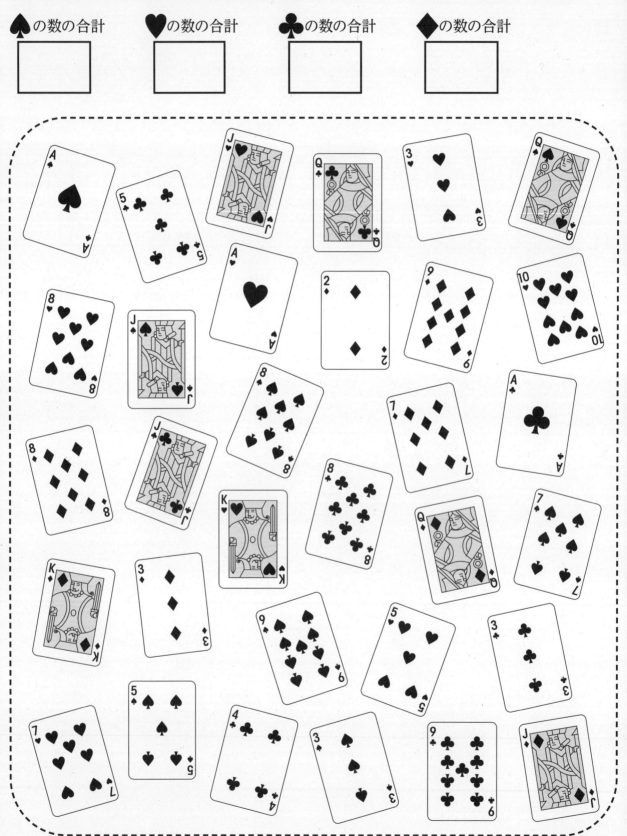

穴あき筆算

□にあてはまる数を書きましょう。

1. ☐9 − 1☐ = 73
2. 9☐ − ☐3 = 56
3. 5☐ + ☐6 = 112
4. 2☐ − ☐4 = 12
5. ☐7 − 1☐ = 32
6. 8☐ − ☐8 = 62
7. ☐9 − 5☐ = 13
8. 3☐ − ☐6 = 14
9. 7☐ + ☐3 = 93
10. 5☐ − ☐0 = 41
11. 8☐ − ☐4 = 54
12. 9☐ − ☐9 = 3
13. ☐5 + 5☐ = 123
14. 5☐ − ☐4 = 15
15. 2☐ + ☐6 = 48
16. ☐0 + 4☐ = 99
17. ☐0 − 2☐ = 62
18. ☐7 + 4☐ = 103
19. 1☐ + ☐6 = 70
20. 9☐ − ☐9 = 63
21. 6☐ + ☐8 = 83
22. 8☐ − ☐3 = 12
23. 1☐ + ☐1 = 57
24. ☐9 − 7☐ = 18
25. ☐1 + 5☐ = 77
26. ☐8 − 5☐ = 39
27. ☐2 − 5☐ = 21
28. 4☐ + ☐9 = 121

27日 ■ 時間の計算

□にあてはまる数を答えましょう。時間の単位に注意しましょう。

1. 106 秒 = ☐ 分 ☐ 秒
2. 388 分 = ☐ 時間 ☐ 分
3. 423 秒 = ☐ 分 ☐ 秒
4. 378 分 = ☐ 時間 ☐ 分
5. 226 秒 = ☐ 分 ☐ 秒
6. 419 分 = ☐ 時間 ☐ 分
7. 284 秒 = ☐ 分 ☐ 秒
8. 264 分 = ☐ 時間 ☐ 分
9. 386 秒 = ☐ 分 ☐ 秒
10. 131 分 = ☐ 時間 ☐ 分
11. 444 秒 = ☐ 分 ☐ 秒
12. 381 分 = ☐ 時間 ☐ 分
13. 358 秒 = ☐ 分 ☐ 秒
14. 1 時間 51 分 − 58 分 = ☐ 分
15. 7 分 25 秒 − 25 秒 = ☐ 秒
16. 2 時間 40 分 + 31 分 = ☐ 分
17. 4 分 54 秒 + 12 秒 = ☐ 秒
18. 4 時間 29 分 − 58 分 = ☐ 分
19. 5 分 58 秒 − 50 秒 = ☐ 秒
20. 7 時間 32 分 + 58 分 = ☐ 分
21. 2 分 29 秒 − 7 秒 = ☐ 秒
22. 5 時間 14 分 + 21 分 = ☐ 分
23. 3 分 47 秒 − 3 秒 = ☐ 秒
24. 8 時間 31 分 − 28 分 = ☐ 分
25. 5 分 59 秒 − 17 秒 = ☐ 秒
26. 1 時間 43 分 − 28 分 = ☐ 分

■ 数の迷路

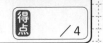

通った数字の合計がゴールの数字になるように、スタートから線を書いてゴールへ進みましょう。
ただし、同じ所は1回しか通ることができません。

1

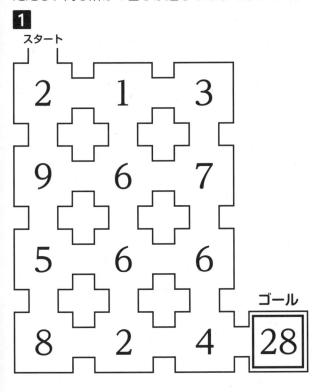

2

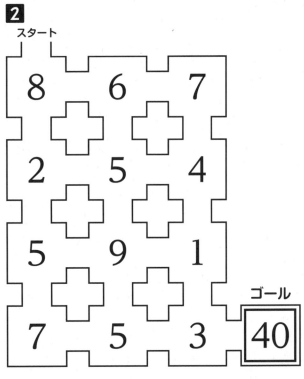

3

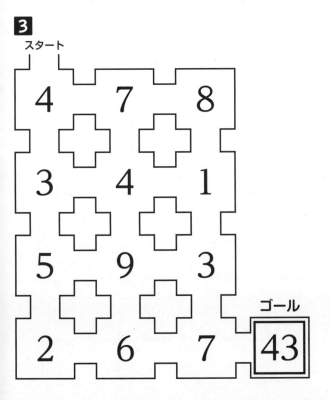

4

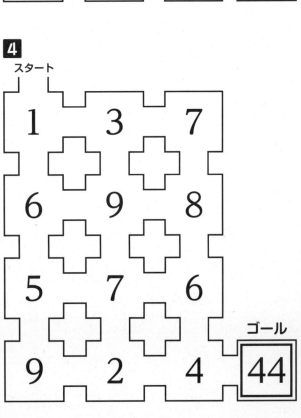

28日 ■ 面積クイズ

方眼の1マスは1cm² です。次の図形の面積を求めましょう。

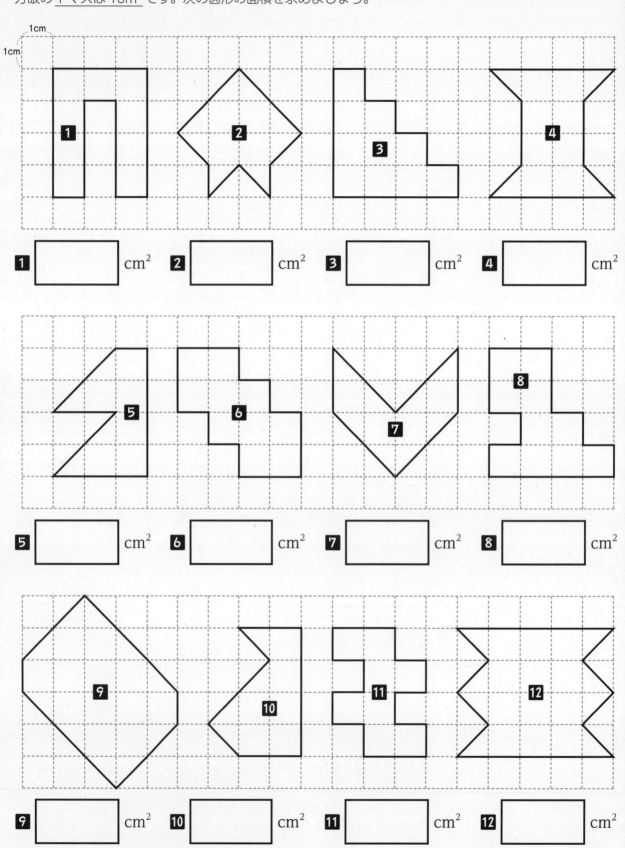

■ サイコロ筆算

サイコロは2けたの数です。答えを数字で書きましょう。
(例. は 11 + 35 です)

1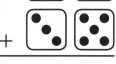

5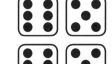

9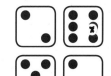

13

2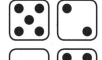

6

10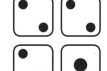

14

3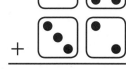

7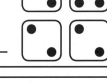

11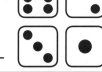

15

4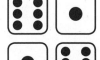

8

12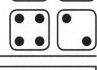

16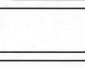

61

29日 ■ 積み木の体積

積み木1個は1cm³。Ⓐブロック、Ⓑブロック、Ⓒブロックの数を足して体積を求めましょう。

1
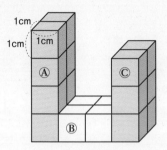

Ⓐ □ + Ⓑ □ + Ⓒ □ = 体積 □ cm³

2
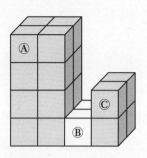

Ⓐ □ + Ⓑ □ + Ⓒ □ = 体積 □ cm³

3
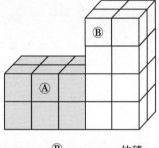

Ⓐ □ + Ⓑ □ = 体積 □ cm³

4
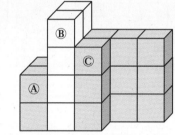

Ⓐ □ + Ⓑ □ + Ⓒ □ = 体積 □ cm³

5
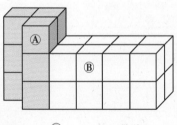

Ⓐ □ + Ⓑ □ = 体積 □ cm³

6
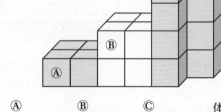

Ⓐ □ + Ⓑ □ + Ⓒ □ = 体積 □ cm³

7
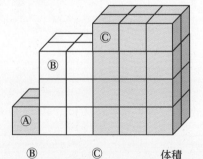

Ⓐ □ + Ⓑ □ + Ⓒ □ = 体積 □ cm³

8
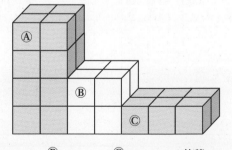

Ⓐ □ + Ⓑ □ + Ⓒ □ = 体積 □ cm³

ツリー足し算

線でつながったマスどうしを足し算して、下の□に答えを書きましょう。

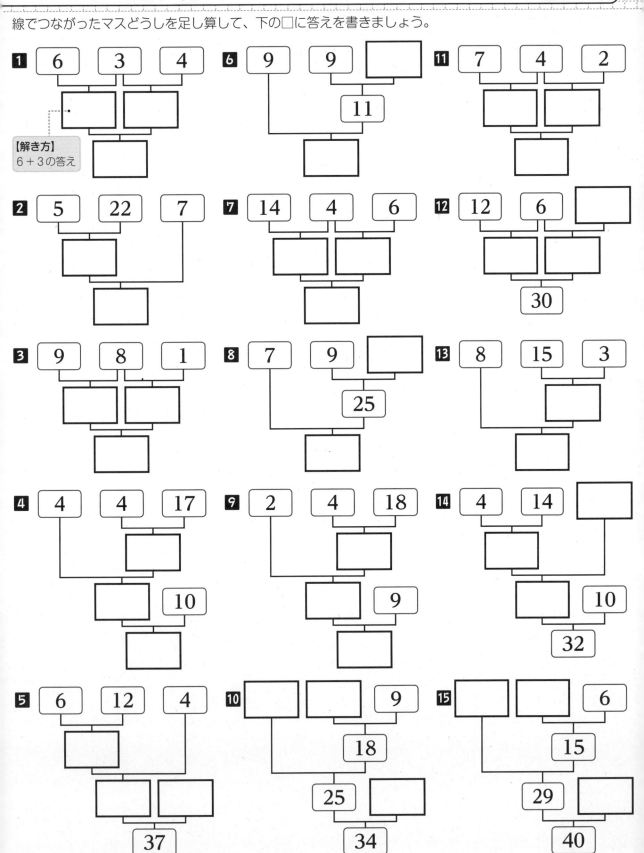

30日 ■ サイコロ計算　　月　日　得点 /24

サイコロの目の数で計算しましょう。

1. 4 + 4 + 4 = ☐
2. 1 × 5 + 1 = ☐
3. 6 − 1 + 5 = ☐
4. 3 + 1 + 4 = ☐
5. 5 − 1 − 3 = ☐
6. 4 ÷ 2 + 3 = ☐
7. 4 + 6 + 4 = ☐
8. 2 × 6 − 5 = ☐
9. 4 + 4 − 2 = ☐
10. 1 + 2 + 3 = ☐
11. 2 × 3 − 2 = ☐
12. 1 − 1 + 5 = ☐

13. 3 + 2 + 4 = ☐
14. 5 − 1 + 4 = ☐
15. 3 × 4 − 4 = ☐
16. 2 + 1 + 6 = ☐
17. 1 + 2 + 5 = ☐
18. 6 + 5 − 6 = ☐
19. 4 × 2 − 1 = ☐
20. 6 ÷ 2 − 3 = ☐
21. 4 + 3 + 4 = ☐
22. 5 − 4 + 2 = ☐
23. 5 × 5 − 6 = ☐
24. 4 + 2 + 3 = ☐

■ 足し算迷路

スタートからゴールに進み、通った数字の合計数を答えましょう。

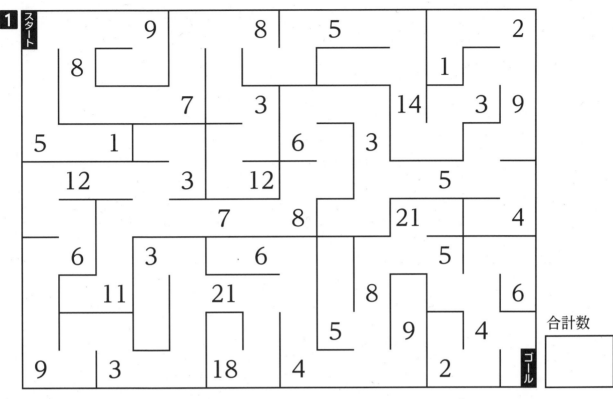

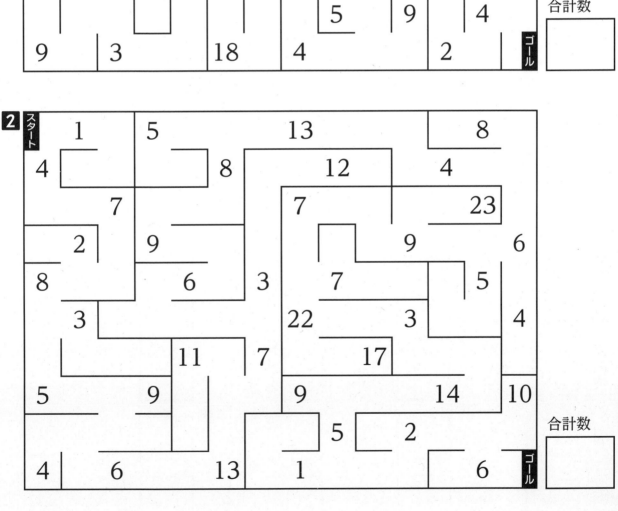

31日 しりとり計算 　　　月　日　得点 /14

スタートから順に、計算した答えを□に書き込んで、ゴールまで進みましょう。

1. 6 + 22 = ☐ ÷ 7 = ☐ × 8 = ☐ − 15 = ☐
2. 16 − 1 = ☐ ÷ 5 = ☐ × 9 = ☐ + 4 = ☐
3. 16 ÷ 4 = ☐ + 4 = ☐ × 9 = ☐ − 13 = ☐
4. 29 − 20 = ☐ × 2 = ☐ + 17 = ☐ ÷ 5 = ☐
5. 34 + 15 = ☐ ÷ 7 = ☐ − 4 = ☐ × 4 = ☐
6. 18 − 12 = ☐ × 4 = ☐ + 12 = ☐ ÷ 4 = ☐
7. 27 + 3 = ☐ ÷ 6 = ☐ − 3 = ☐ × 5 = ☐
8. 36 ÷ 6 = ☐ + 3 = ☐ × 9 = ☐ − 13 = ☐
9. 28 + 20 = ☐ ÷ 6 = ☐ − 5 = ☐ × 3 = ☐
10. 6 × 7 = ☐ − 4 = ☐ + 18 = ☐ ÷ 7 = ☐
11. 22 + 28 = ☐ − 5 = ☐ ÷ 9 = ☐ × 8 = ☐
12. 30 ÷ 3 = ☐ + 5 = ☐ − 8 = ☐ × 9 = ☐
13. 24 − 13 = ☐ + 9 = ☐ ÷ 4 = ☐ × 5 = ☐
14. 8 × 8 = ☐ − 24 = ☐ ÷ 2 = ☐ + 1 = ☐

■ トランプ足し算

トランプのマークごとにすべてのカードの番号を足しましょう。J = 11、Q = 12、K = 13 です。

♠の数の合計　　♥の数の合計　　♣の数の合計　　♦の数の合計

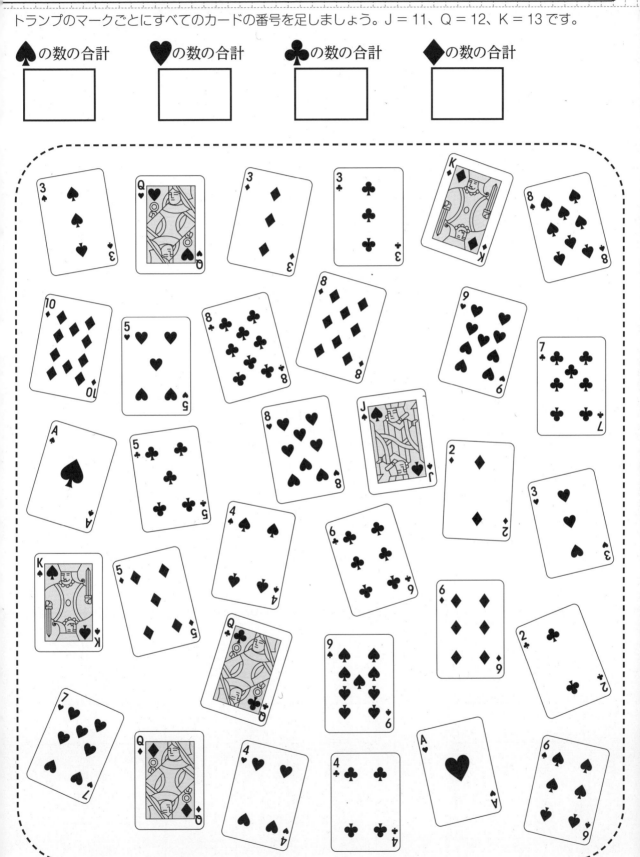

32日 ■ 時間の筆算

時間の足し算や引き算です。○時間○分と答えましょう。

1. 8時間22分 + 2時間42分 = ___時間___分
2. 31時間30分 − 21時間 2分 = ___時間___分
3. 12時間55分 − 7時間33分 = ___時間___分
4. 18時間26分 − 16時間37分 = ___時間___分
5. 7時間22分 + 33時間 2分 = ___時間___分
6. 2時間22分 + 3時間52分 = ___時間___分
7. 28時間 3分 − 21時間16分 = ___時間___分
8. 19時間50分 − 9時間49分 = ___時間___分
9. 21時間27分 − 17時間15分 = ___時間___分
10. 11時間24分 − 9時間19分 = ___時間___分
11. 16時間16分 + 12時間41分 = ___時間___分
12. 7時間44分 + 14時間19分 = ___時間___分
13. 10時間51分 − 9時間33分 = ___時間___分
14. 30時間36分 − 2時間29分 = ___時間___分
15. 4時間39分 + 1時間17分 = ___時間___分
16. 1時間21分 + 23時間48分 = ___時間___分
17. 9時間40分 + 14時間40分 = ___時間___分
18. 27時間 5分 − 23時間35分 = ___時間___分
19. 16時間31分 − 3時間 9分 = ___時間___分
20. 10時間46分 + 6時間42分 = ___時間___分
21. 12時間 9分 − 10時間10分 = ___時間___分

■ 数の迷路

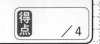

通った数字の合計がゴールの数字になるように、スタートから線を書いてゴールへ進みましょう。
ただし、同じ所は1回しか通ることができません。

1

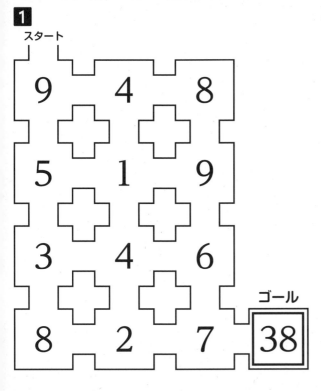

2

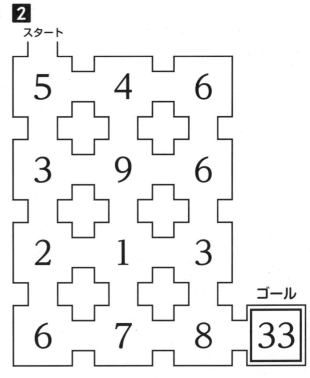

3

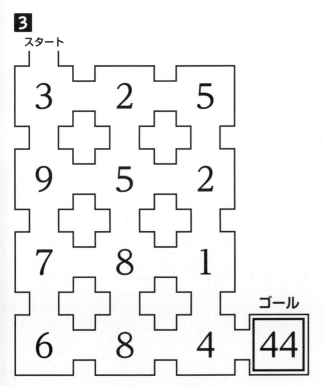

4

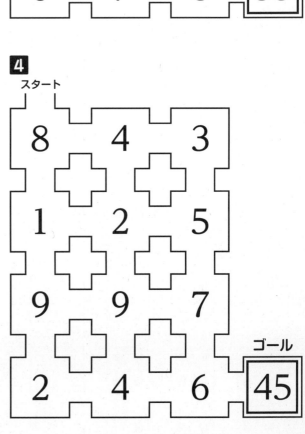

69

33日 ■ サイコロ計算

サイコロの目の数で計算しましょう。

1. 4 × 4 + 5 =
2. 4 ÷ 2 + 3 =
3. 3 − 1 + 4 =
4. 1 + 4 − 4 =
5. 2 + 5 + 4 =
6. 4 + 6 − 1 =
7. 6 − 5 + 3 =
8. 3 + 2 + 3 =
9. 2 ÷ 1 + 5 =
10. 3 × 5 − 3 =
11. 2 + 2 + 5 =
12. 6 × 6 − 3 =
13. 3 + 4 − 3 =
14. 2 + 6 + 1 =
15. 1 × 6 + 6 =
16. 4 − 1 + 6 =
17. 5 + 4 − 3 =
18. 5 + 1 − 6 =
19. 6 ÷ 3 + 3 =
20. 3 + 6 − 5 =
21. 3 × 2 + 3 =
22. 4 + 6 − 3 =
23. 6 − 4 − 1 =
24. 2 + 2 − 3 =

■ しりとり計算

スタートから順に、計算した答えを□に書き込んで、ゴールまで進みましょう。

1. 42 ÷ 7 = □ − 3 = □ × 2 = □ + 19 = □
2. 27 + 13 = □ ÷ 5 = □ − 4 = □ × 2 = □
3. 20 − 17 = □ × 5 = □ + 20 = □ ÷ 7 = □
4. 2 × 8 = □ + 36 = □ − 4 = □ ÷ 8 = □
5. 27 + 11 = □ − 6 = □ ÷ 8 = □ × 4 = □
6. 17 − 14 = □ × 3 = □ + 3 = □ ÷ 4 = □
7. 36 ÷ 9 = □ + 5 = □ × 8 = □ − 15 = □
8. 34 + 2 = □ − 9 = □ ÷ 3 = □ × 9 = □
9. 12 + 25 = □ − 7 = □ ÷ 5 = □ × 6 = □
10. 34 − 10 = □ ÷ 8 = □ + 3 = □ × 3 = □
11. 24 ÷ 6 = □ − 1 = □ + 7 = □ × 3 = □
12. 34 + 15 = □ ÷ 7 = □ − 1 = □ × 9 = □
13. 20 ÷ 4 = □ + 5 = □ × 2 = □ − 14 = □
14. 5 × 5 = □ + 20 = □ ÷ 5 = □ − 4 = □

34日 ■ 足し算迷路

スタートからゴールに進み、通った数字の合計数を答えましょう。

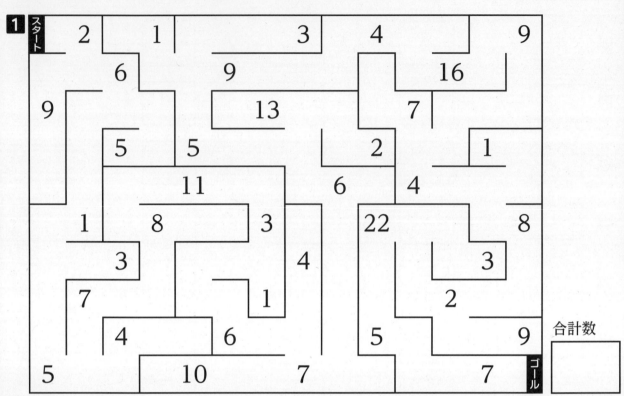

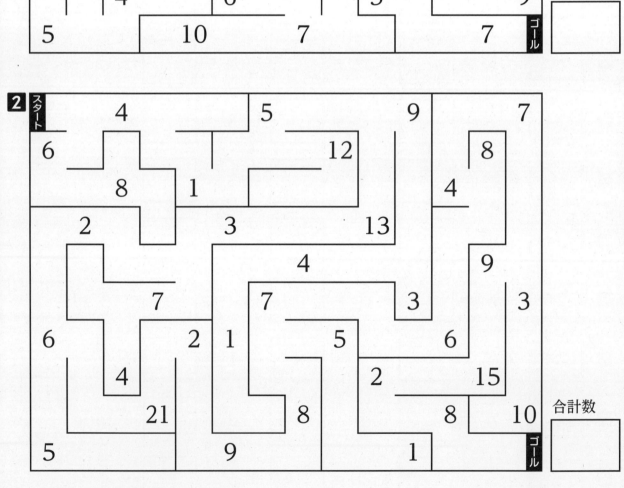

■ 2つの数と3つの数の計算

得点 /39

次の計算をしましょう。

1. $9 - 3 - 4 =$
2. $17 - 6 + 4 =$
3. $8 \times 4 =$
4. $12 \div 3 =$
5. $8 \div 8 =$
6. $8 \times 5 =$
7. $10 + 12 =$
8. $3 \times 3 =$
9. $21 \div 3 =$
10. $9 \times 6 =$
11. $33 - 23 =$
12. $22 + 9 =$
13. $6 + 16 - 3 =$
14. $15 + 19 + 3 =$
15. $8 - 5 - 1 =$
16. $11 + 23 =$
17. $12 \div 6 =$
18. $24 \div 4 =$
19. $28 \div 7 =$
20. $8 \times 7 =$
21. $18 - 11 =$
22. $2 + 8 =$
23. $5 + 2 - 3 =$
24. $16 \div 2 =$
25. $20 + 5 - 8 =$
26. $5 \times 4 =$
27. $36 \div 9 =$
28. $63 \div 7 =$
29. $11 - 5 + 3 =$
30. $7 - 4 =$
31. $7 + 16 - 9 =$
32. $10 - 9 + 4 =$
33. $4 + 34 =$
34. $19 - 7 =$
35. $11 - 6 + 8 =$
36. $8 + 11 + 3 =$
37. $17 + 2 - 5 =$
38. $27 - 15 =$
39. $6 \times 7 =$

35日 ■ 時間の筆算

時間の足し算や引き算です。○時間○分と答えましょう。

1　1 時間 14 分 ＋ 28 時間 49 分 ＝ 　時間　分

2　19 時間 39 分 ＋ 18 時間 39 分 ＝ 　時間　分

3　8 時間 37 分 ＋ 9 時間 16 分 ＝ 　時間　分

4　25 時間 48 分 － 9 時間 44 分 ＝ 　時間　分

5　13 時間 23 分 － 8 時間 43 分 ＝ 　時間　分

6　22 時間 8 分 ＋ 19 時間 1 分 ＝ 　時間　分

7　2 時間 44 分 ＋ 10 時間 29 分 ＝ 　時間　分

8　11 時間 29 分 － 4 時間 10 分 ＝ 　時間　分

9　26 時間 42 分 － 6 時間 12 分 ＝ 　時間　分

10　7 時間 57 分 － 6 時間 7 分 ＝ 　時間　分

11　21 時間 9 分 － 16 時間 10 分 ＝ 　時間　分

12　15 時間 32 分 ＋ 26 時間 23 分 ＝ 　時間　分

13　8 時間 11 分 ＋ 18 時間 20 分 ＝ 　時間　分

14　23 時間 36 分 － 1 時間 48 分 ＝ 　時間　分

15　10 時間 17 分 ＋ 8 時間 46 分 ＝ 　時間　分

16　19 時間 33 分 ＋ 4 時間 28 分 ＝ 　時間　分

17　1 時間 57 分 ＋ 30 時間 10 分 ＝ 　時間　分

18　12 時間 9 分 － 1 時間 57 分 ＝ 　時間　分

19　1 時間 34 分 ＋ 15 時間 50 分 ＝ 　時間　分

20　21 時間 5 分 － 12 時間 1 分 ＝ 　時間　分

21　8 時間 45 分 － 7 時間 29 分 ＝ 　時間　分

■ ツリー足し算

線でつながったマスどうしを足し算して、下の□に答えを書きましょう。

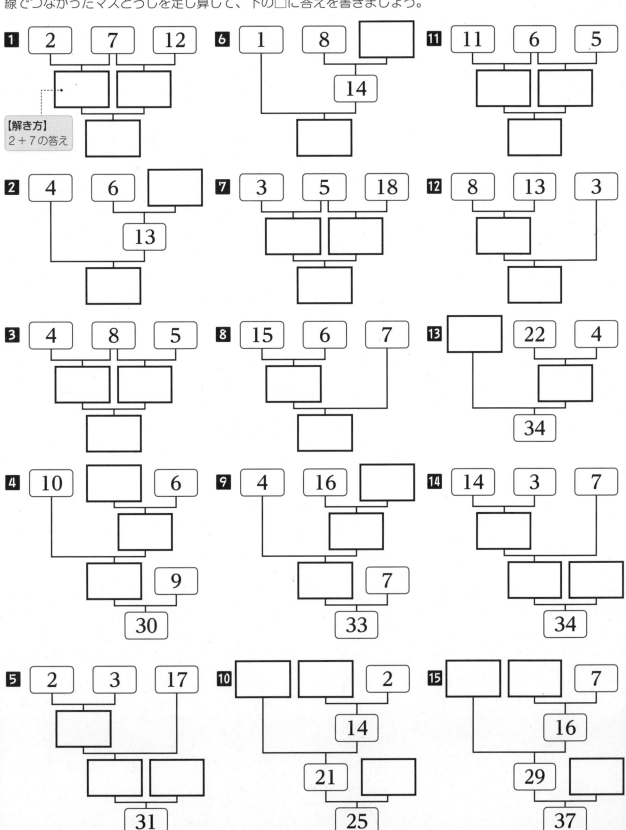

36日 ■ トランプ足し算

月　日　得点　/4

トランプのマークごとにすべてのカードの番号を足しましょう。J = 11、Q = 12、K = 13です。

♠の数の合計　　♥の数の合計　　♣の数の合計　　♦の数の合計

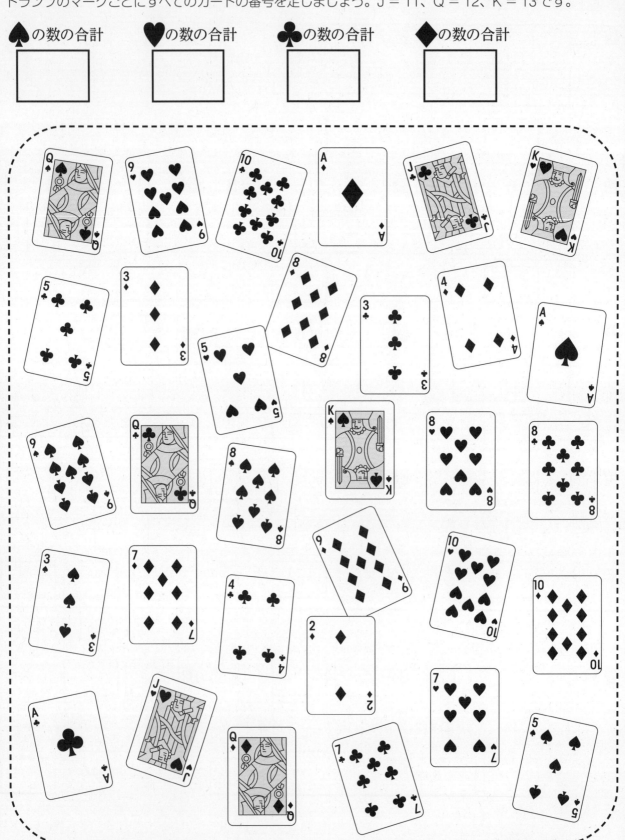

■ サイコロ計算

サイコロの目の数で計算しましょう。

1. 5 + 3 + 3 =
2. 2 × 4 − 6 =
3. 4 − 3 + 1 =
4. 6 × 3 − 4 =
5. 6 + 6 + 3 =
6. 4 + 6 − 2 =
7. 1 + 3 − 1 =
8. 3 + 4 − 2 =
9. 6 − 4 + 3 =
10. 6 ÷ 6 + 3 =
11. 4 × 3 + 3 =
12. 5 − 4 + 2 =

13. 4 + 3 + 6 =
14. 5 × 1 + 6 =
15. 3 + 3 − 2 =
16. 3 + 6 + 3 =
17. 2 × 6 − 3 =
18. 5 + 6 − 1 =
19. 4 ÷ 2 + 6 =
20. 3 × 3 + 6 =
21. 4 + 6 − 5 =
22. 2 + 2 + 3 =
23. 6 − 3 + 6 =
24. 4 − 1 + 3 =

37日 ■ 数の迷路 　　　　　　　　　　　　　　月　日　得点 ／4

通った数字の合計がゴールの数字になるように、スタートから線を書いてゴールへ進みましょう。
ただし、同じ所は1回しか通ることができません。

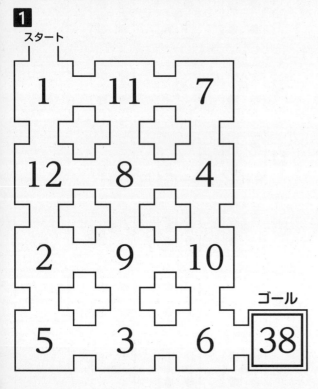

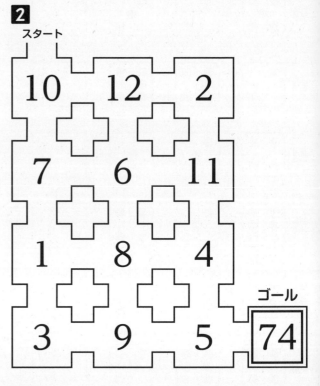

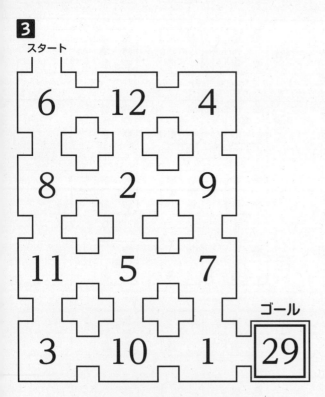

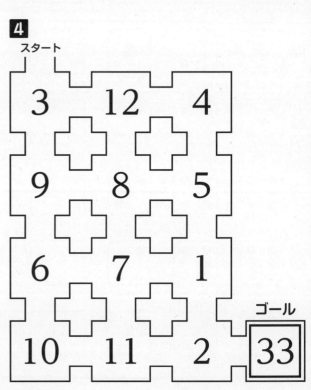

■ 穴あき筆算

□にあてはまる数を書きましょう。

1. 9☐ − ☐6 = 37
2. 8☐ + ☐6 = 97
3. ☐6 − 3☐ = 16
4. ☐7 − 9☐ = 2
5. ☐4 + 5☐ = 99
6. ☐7 − 2☐ = 24
7. 2☐ + ☐7 = 83
8. ☐1 + 5☐ = 69
9. ☐7 + 6☐ = 113
10. ☐4 − 4☐ = 19
11. 9☐ − ☐7 = 75
12. 8☐ − ☐8 = 57
13. ☐9 + 5☐ = 83
14. 1☐ + ☐5 = 70
15. 4☐ + ☐6 = 124
16. 2☐ + ☐5 = 77
17. 7☐ − ☐6 = 51
18. 4☐ − ☐2 = 17
19. ☐6 − 7☐ = 9
20. ☐5 − 4☐ = 26
21. 4☐ + ☐4 = 81
22. ☐3 + 6☐ = 84
23. ☐8 + 7☐ = 94
24. ☐3 − 1☐ = 19
25. ☐8 + 4☐ = 104
26. 6☐ − ☐5 = 26
27. ☐4 + 7☐ = 84
28. ☐3 − 7☐ = 22

38日 ■ 面積クイズ

方眼の1マスは1cm²です。次の図形の面積を求めましょう。

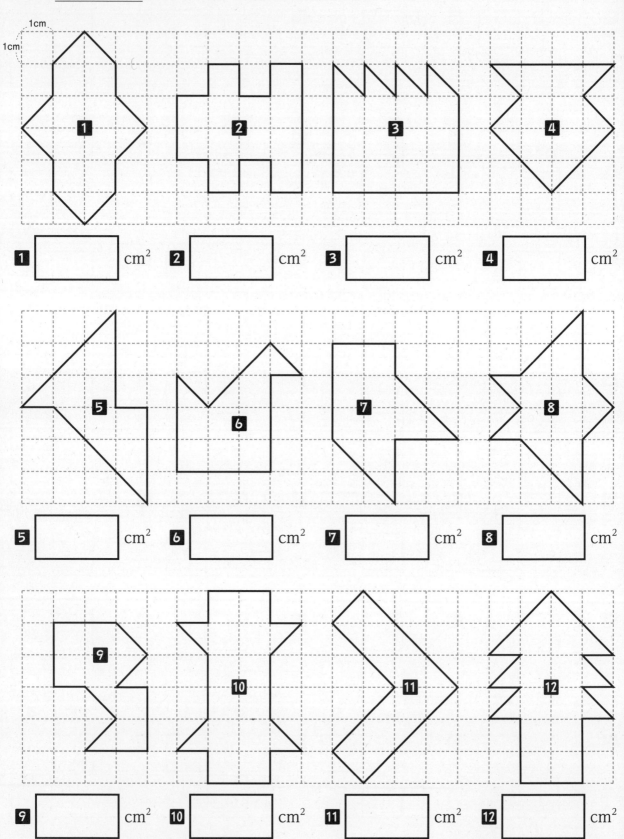

■ 2つの数と3つの数の計算

次の計算をしましょう。

1. $18 \div 9 =$
2. $26 - 14 =$
3. $36 \div 6 =$
4. $10 - 3 + 7 =$
5. $9 + 4 - 7 =$
6. $27 - 4 =$
7. $10 \div 5 =$
8. $20 - 13 - 6 =$
9. $7 \times 3 =$
10. $14 - 5 + 1 =$
11. $18 + 5 =$
12. $2 + 15 - 8 =$
13. $11 + 25 =$

14. $8 \times 4 =$
15. $3 \times 6 =$
16. $6 - 2 - 1 =$
17. $7 + 16 - 7 =$
18. $2 \times 8 =$
19. $18 + 13 - 9 =$
20. $16 - 6 - 5 =$
21. $6 + 1 - 3 =$
22. $38 - 27 =$
23. $12 - 4 =$
24. $6 + 4 - 8 =$
25. $6 \times 5 =$
26. $12 + 5 =$

27. $13 - 11 + 7 =$
28. $13 + 28 =$
29. $8 \div 4 =$
30. $9 \times 3 =$
31. $24 \div 8 =$
32. $9 \times 6 =$
33. $27 - 9 + 6 =$
34. $40 \div 8 =$
35. $9 \div 3 =$
36. $49 \div 7 =$
37. $24 \div 6 =$
38. $13 + 34 =$
39. $16 \div 4 =$

39日 ■ 足し算迷路

スタートからゴールに進み、通った数字の合計数を答えましょう。

1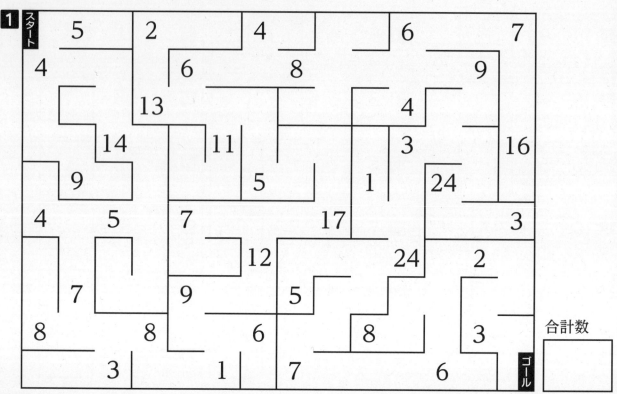

合計数

2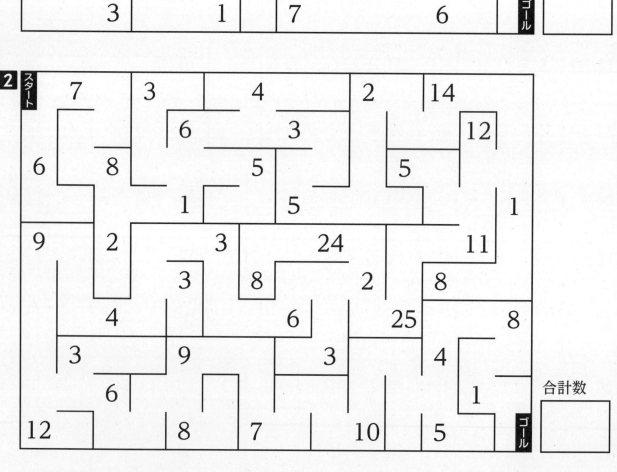

合計数

■ 時間の筆算

時間の足し算や引き算です。○時間○分と答えましょう。

1. 10時間 4分 ＋ 30時間36分 ＝ 　時間　分
2. 1時間18分 ＋ 5時間45分 ＝ 　時間　分
3. 14時間 6分 ＋ 12時間30分 ＝ 　時間　分
4. 3時間33分 ＋ 15時間29分 ＝ 　時間　分
5. 29時間35分 － 15時間49分 ＝ 　時間　分
6. 30時間31分 － 22時間44分 ＝ 　時間　分
7. 4時間33分 ＋ 1時間48分 ＝ 　時間　分
8. 34時間12分 ＋ 6時間 3分 ＝ 　時間　分
9. 2時間40分 ＋ 19時間44分 ＝ 　時間　分
10. 4時間31分 ＋ 29時間 2分 ＝ 　時間　分
11. 16時間24分 － 5時間55分 ＝ 　時間　分
12. 1時間32分 ＋ 21時間45分 ＝ 　時間　分
13. 4時間24分 ＋ 5時間52分 ＝ 　時間　分
14. 15時間20分 － 4時間27分 ＝ 　時間　分
15. 34時間21分 ＋ 1時間37分 ＝ 　時間　分
16. 29時間44分 － 10時間 6分 ＝ 　時間　分
17. 20時間43分 － 12時間57分 ＝ 　時間　分
18. 5時間40分 ＋ 17時間42分 ＝ 　時間　分
19. 20時間55分 ＋ 4時間46分 ＝ 　時間　分
20. 1時間18分 ＋ 4時間19分 ＝ 　時間　分
21. 8時間53分 ＋ 15時間51分 ＝ 　時間　分

40日 ■ ツリー足し算

月　日　得点　/15

線でつながったマスどうしを足し算して、下の□に答えを書きましょう。

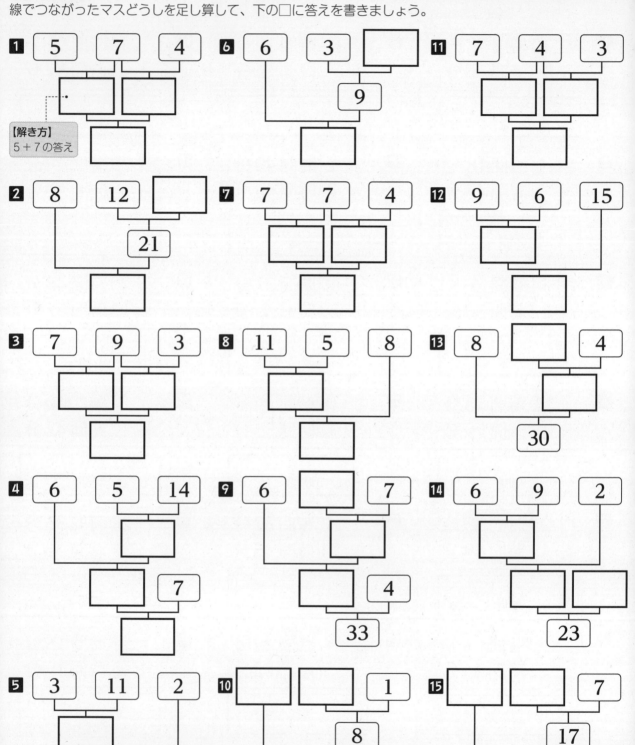

■ トランプ足し算

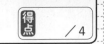

トランプのマークごとにすべてのカードの番号を足しましょう。J = 11、Q = 12、K = 13 です。

♠の数の合計　　♥の数の合計　　♣の数の合計　　♦の数の合計

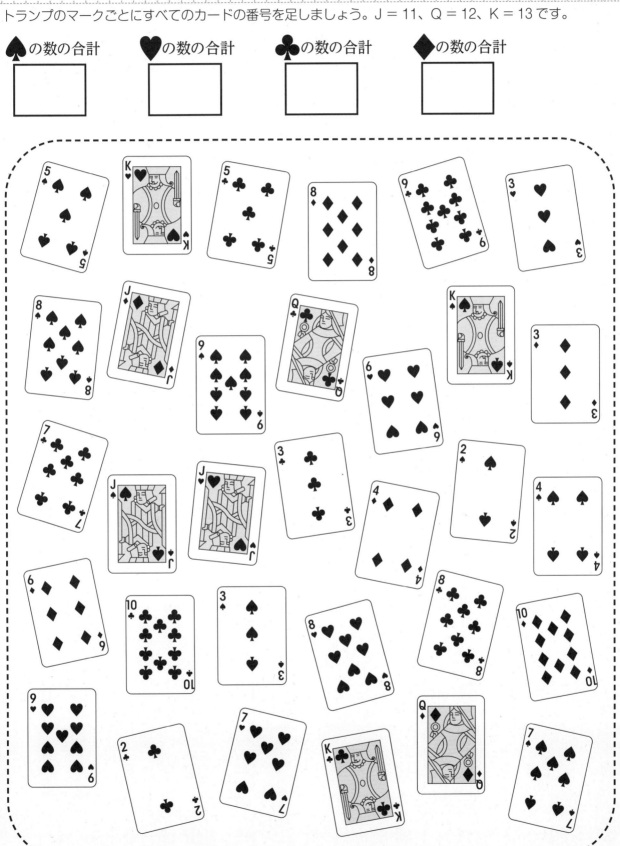

41日 ■ 2つの数と3つの数の計算

次の計算をしましょう。

1. $5 + 17 - 4 =$
2. $18 \div 9 =$
3. $3 + 18 + 5 =$
4. $24 - 16 - 5 =$
5. $3 + 10 + 4 =$
6. $32 \div 4 =$
7. $19 - 6 + 8 =$
8. $14 + 18 =$
9. $7 + 23 - 3 =$
10. $27 - 11 =$
11. $9 \times 9 =$
12. $9 + 2 + 2 =$
13. $11 + 10 - 3 =$
14. $14 \div 7 =$
15. $24 \div 4 =$
16. $9 - 2 - 4 =$
17. $6 \times 9 =$
18. $41 - 21 =$
19. $10 + 2 + 9 =$
20. $18 \div 2 =$
21. $21 + 13 =$
22. $10 \div 5 =$
23. $18 - 11 + 5 =$
24. $15 + 4 =$
25. $35 \div 7 =$
26. $7 \times 4 =$
27. $5 \times 5 =$
28. $3 + 26 =$
29. $63 \div 7 =$
30. $13 + 14 =$
31. $36 \div 6 =$
32. $48 \div 6 =$
33. $6 \times 5 =$
34. $3 + 31 =$
35. $15 \div 5 =$
36. $6 + 18 + 3 =$
37. $16 \div 2 =$
38. $9 \times 5 =$
39. $15 - 5 - 8 =$

■ サイコロ筆算

得点 /16

サイコロは2けたの数です。答えを数字で書きましょう。
(例. 1 は 23 + 53 です)

42日 ■ 時間の計算

□にあてはまる数を答えましょう。時間の単位に注意しましょう。

1. 390秒 = □分 □秒
2. 279分 = □時間 □分
3. 196秒 = □分 □秒
4. 131分 = □時間 □分
5. 115秒 = □分 □秒
6. 218分 = □時間 □分
7. 261秒 = □分 □秒
8. 471分 = □時間 □分
9. 410秒 = □分 □秒
10. 432分 = □時間 □分
11. 173秒 = □分 □秒
12. 292分 = □時間 □分
13. 413秒 = □分 □秒

14. 3時間24分 − 34分 = □分
15. 7分52秒 − 53秒 = □秒
16. 3時間44分 + 27分 = □分
17. 3分2秒 − 36秒 = □秒
18. 8時間48分 + 20分 = □分
19. 7分1秒 − 22秒 = □秒
20. 8時間7分 − 37分 = □分
21. 1分33秒 + 21秒 = □秒
22. 7時間48分 − 26分 = □分
23. 2分41秒 + 39秒 = □秒
24. 4時間8分 − 15分 = □分
25. 3分33秒 − 8秒 = □秒
26. 7時間15分 + 10分 = □分

■ 足し算迷路

スタートからゴールに進み、通った数字の合計数を答えましょう。

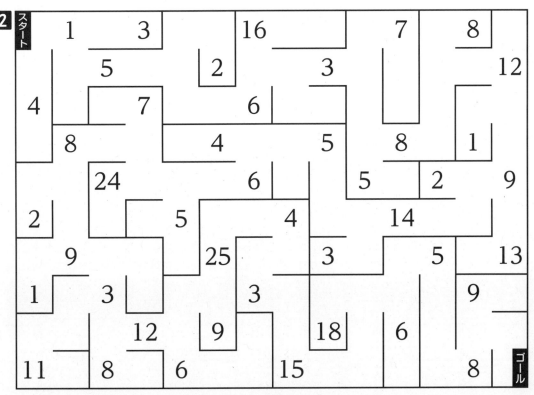

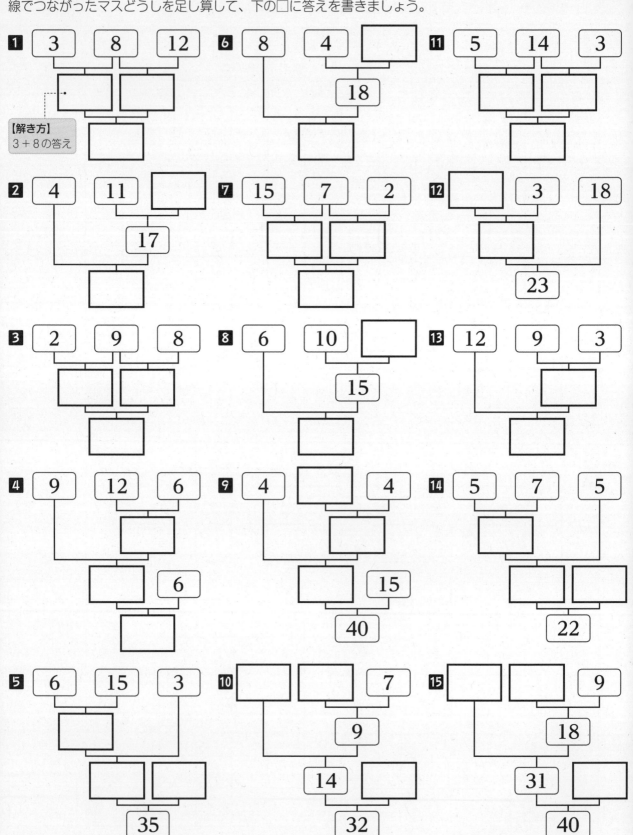

■ サイコロ筆算

サイコロは2けたの数です。答えを数字で書きましょう。
（例．1 は 45 − 24 です）

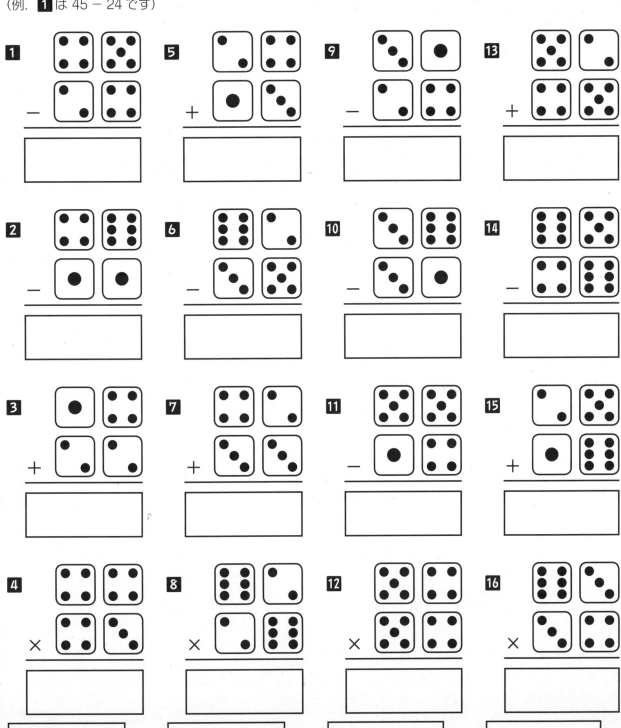

44日 ■ 数の迷路

月　日　得点　／4

通った数字の合計がゴールの数字になるように、スタートから線を書いてゴールへ進みましょう。
ただし、同じ所は1回しか通ることができません。

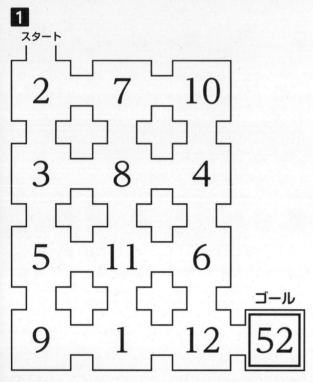

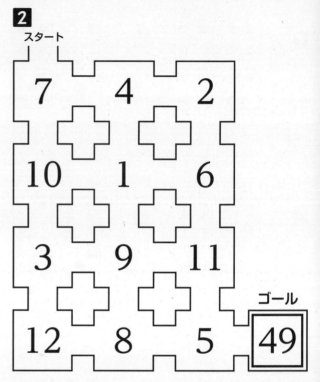

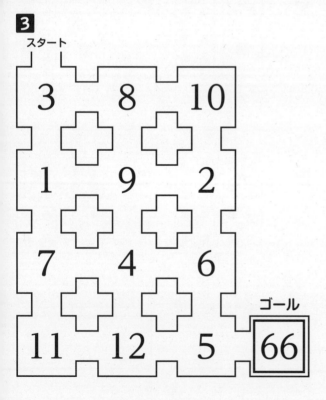

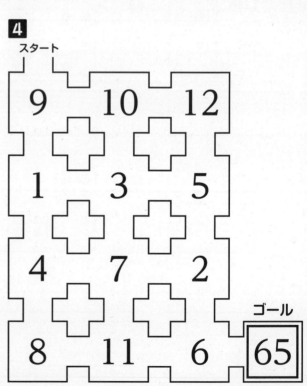

■ 積み木の体積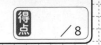

積み木1個は1cm³。Ⓐブロック、Ⓑブロック、Ⓒブロックの数を足して体積を求めましょう。

1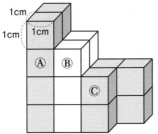

Ⓐ □ + Ⓑ □ + Ⓒ □ = 体積 □ cm³

2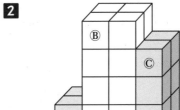

Ⓐ □ + Ⓑ □ + Ⓒ □ = 体積 □ cm³

3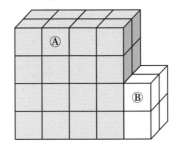

Ⓐ □ + Ⓑ □ = 体積 □ cm³

4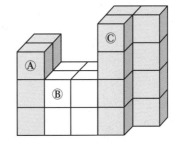

Ⓐ □ + Ⓑ □ + Ⓒ □ = 体積 □ cm³

5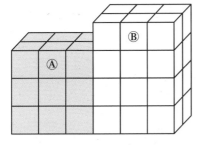

Ⓐ □ + Ⓑ □ = 体積 □ cm³

6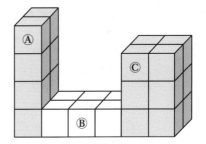

Ⓐ □ + Ⓑ □ + Ⓒ □ = 体積 □ cm³

7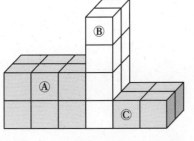

Ⓐ □ + Ⓑ □ + Ⓒ □ = 体積 □ cm³

8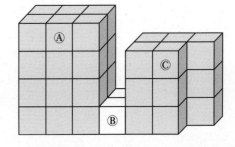

Ⓐ □ + Ⓑ □ + Ⓒ □ = 体積 □ cm³

45日 ■ トランプ足し算

月　日　得点　/4

トランプのマークごとにすべてのカードの番号を足しましょう。J = 11、Q = 12、K = 13 です。

♠の数の合計　♥の数の合計　♣の数の合計　♦の数の合計

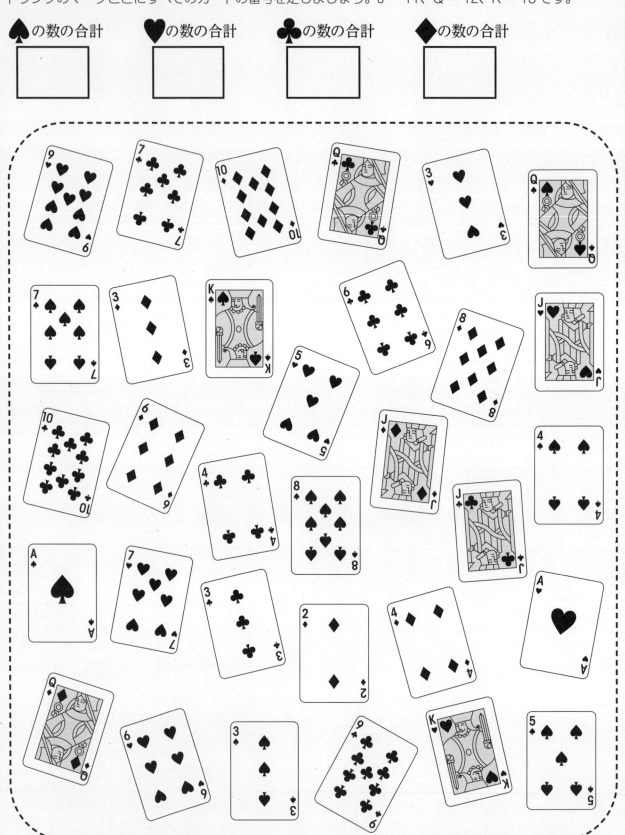

■ 穴あき筆算

□にあてはまる数を書きましょう。

1) 2□ − □3 = 15
2) □7 − 4□ = 55
3) 3□ + □4 = 68
4) □9 + 6□ = 94
5) □0 − 1□ = 43
6) 7□ − □4 = 63
7) 6□ − □3 = 8
8) □5 + 8□ = 98
9) □2 − 3□ = 39
10) 8□ − □4 = 73
11) 3□ + □6 = 71
12) 4□ + □7 = 73
13) 6□ − □8 = 46
14) 5□ − □2 = 11
15) 1□ + □6 = 73
16) 8□ − □1 = 18
17) □8 + 7□ = 135
18) 3□ + □6 = 52
19) □8 − 6□ = 30
20) 4□ + □8 = 107
21) □4 + 3□ = 75
22) 9□ − □5 = 82
23) □3 + 4□ = 78
24) 2□ + □7 = 104
25) 5□ − □3 = 42
26) □4 + 2□ = 95
27) 7□ − □5 = 6
28) 2□ + □5 = 62

46日 ■ 足し算迷路

月　日　得点　／2

スタートからゴールに進み、通った数字の合計数を答えましょう。

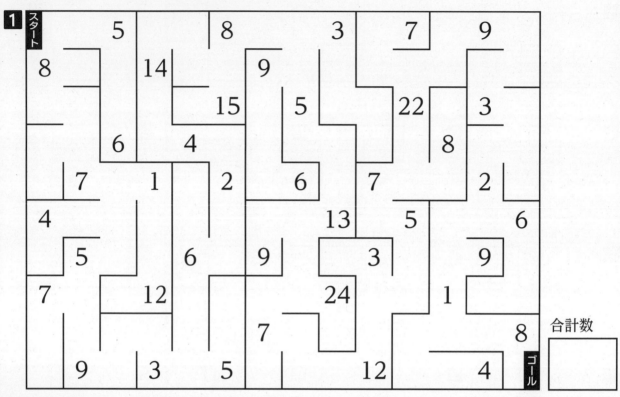

合計数

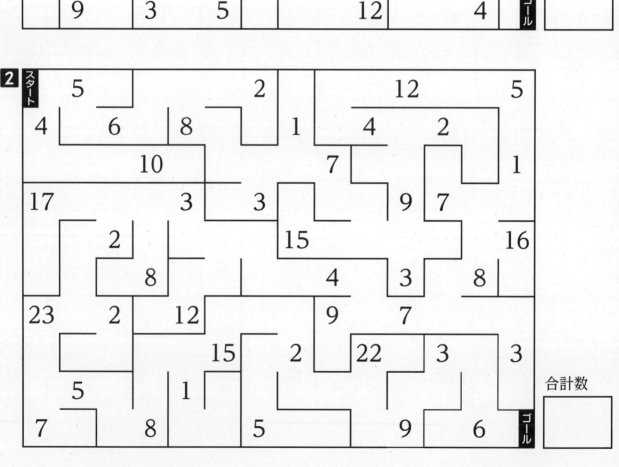

合計数

■ しりとり計算

スタートから順に、計算した答えを□に書き込んで、ゴールまで進みましょう。

1. 15 ÷ 3 = □ − 3 = □ × 8 = □ + 9 = □
2. 2 + 12 = □ ÷ 2 = □ × 5 = □ − 18 = □
3. 48 ÷ 6 = □ + 9 = □ − 13 = □ × 8 = □
4. 12 − 7 = □ × 4 = □ + 7 = □ ÷ 3 = □
5. 25 ÷ 5 = □ + 18 = □ − 15 = □ × 7 = □
6. 35 − 11 = □ ÷ 4 = □ + 1 = □ × 7 = □
7. 7 × 4 = □ + 8 = □ ÷ 6 = □ − 3 = □
8. 31 − 21 = □ ÷ 2 = □ × 6 = □ + 11 = □
9. 48 − 12 = □ ÷ 4 = □ + 2 = □ × 2 = □
10. 54 ÷ 6 = □ × 9 = □ − 16 = □ + 9 = □
11. 16 + 24 = □ ÷ 2 = □ − 11 = □ × 7 = □
12. 30 + 9 = □ − 15 = □ ÷ 3 = □ × 5 = □
13. 21 − 9 = □ ÷ 4 = □ × 10 = □ + 24 = □
14. 8 × 10 = □ − 16 = □ ÷ 8 = □ + 18 = □

47日 ■ サイコロ筆算

サイコロは2けたの数です。答えを数字で書きましょう。
（例. 1 は 36 ＋ 23 です）

1

2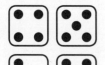

3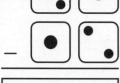

4

5

6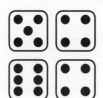

7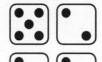

8

9

10

11

12

13

14

15

16

2つの数と3つの数の計算

次の計算をしましょう。

1. $7 \times 7 =$
2. $13 - 9 - 3 =$
3. $14 + 13 + 9 =$
4. $7 \times 8 =$
5. $31 - 21 =$
6. $28 + 9 =$
7. $3 - 1 + 9 =$
8. $13 - 5 + 7 =$
9. $16 \div 8 =$
10. $32 - 3 =$
11. $8 + 17 - 6 =$
12. $15 + 15 =$
13. $23 + 11 =$
14. $3 + 24 =$
15. $6 + 3 + 5 =$
16. $5 + 4 - 7 =$
17. $7 + 17 - 6 =$
18. $6 \times 8 =$
19. $72 \div 9 =$
20. $34 + 6 =$
21. $8 \div 4 =$
22. $16 - 9 - 4 =$
23. $23 - 4 =$
24. $20 - 8 =$
25. $20 \div 10 =$
26. $38 - 7 =$
27. $15 \div 5 =$
28. $19 - 4 =$
29. $29 - 8 - 9 =$
30. $11 + 19 =$
31. $3 + 11 - 5 =$
32. $18 \div 2 =$
33. $26 + 19 =$
34. $15 - 3 - 5 =$
35. $18 + 4 =$
36. $36 \div 4 =$
37. $28 - 5 =$
38. $8 + 22 =$
39. $34 - 7 - 8 =$

48日 ■ トランプ足し算

月　日　得点　／4

トランプのマークごとにすべてのカードの番号を足しましょう。J = 11、Q = 12、K = 13です。

♠の数の合計　♥の数の合計　♣の数の合計　♦の数の合計

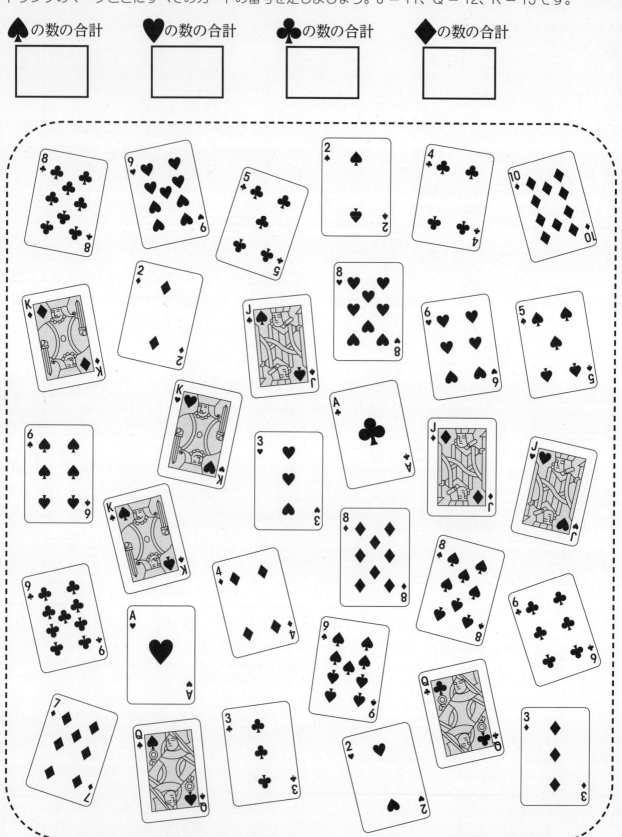

■ 足し算迷路

スタートからゴールに進み、通った数字の合計数を答えましょう。

1
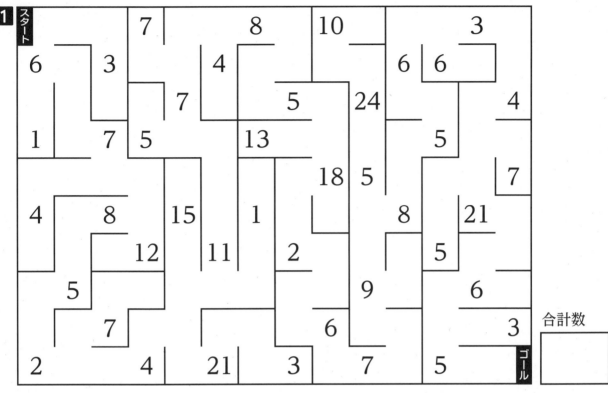

合計数

2
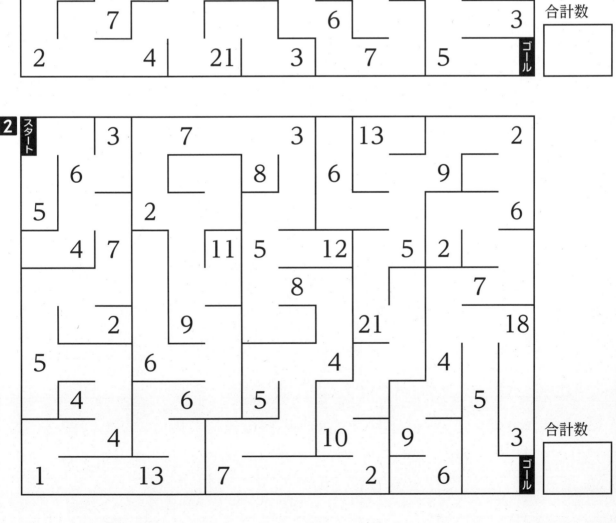

合計数

49日 ■ 時間の筆算

時間の足し算や引き算です。○時間○分と答えましょう。

1. 14時間20分 − 5時間24分

2. 40時間57分 − 25時間 8分

3. 5時間 6分 + 39時間40分

4. 45時間40分 − 6時間57分

5. 7時間46分 + 9時間18分

6. 42時間51分 − 18時間 3分

7. 14時間21分 − 11時間58分

8. 33時間 1分 − 12時間14分

9. 45時間15分 − 11時間 6分

10. 25時間12分 − 23時間16分

11. 24時間47分 − 4時間59分

12. 4時間57分 + 1時間40分

13. 20時間55分 − 19時間 4分

14. 40時間16分 − 5時間25分

15. 19時間30分 − 8時間59分

16. 37時間 2分 + 7時間17分

17. 8時間24分 + 10時間39分

18. 21時間23分 − 19時間50分

19. 44時間13分 − 37時間 7分

20. 1時間27分 + 2時間17分

21. 6時間 5分 + 10時間51分

■ ツリー足し算

線でつながったマスどうしを足し算して、下の□に答えを書きましょう。

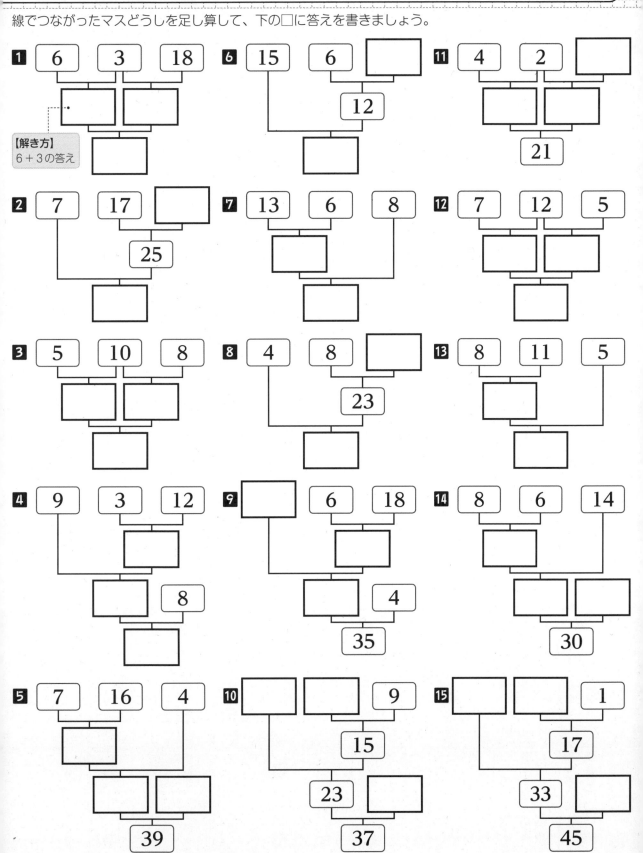

50日 ■ サイコロ計算

月　日　得点　／24

サイコロの目の数で計算しましょう。

1. ⚃ × ⚂ − ⚂ =
2. ⚂ + ⚃ − ⚅ =
3. ⚅ − ⚁ + ⚅ =
4. ⚅ ÷ ⚁ + ⚂ =
5. ⚁ + ⚅ + ⚂ =
6. ⚀ + ⚃ − ⚂ =
7. ⚃ + ⚄ − ⚀ =
8. ⚁ + ⚃ + ⚁ =
9. ⚂ × ⚂ − ⚄ =
10. ⚅ + ⚄ − ⚀ =
11. ⚅ − ⚂ + ⚃ =
12. ⚀ × ⚅ − ⚂ =
13. ⚄ + ⚀ + ⚃ =
14. ⚃ × ⚃ − ⚀ =
15. ⚅ − ⚀ − ⚂ =
16. ⚁ + ⚄ − ⚃ =
17. ⚃ × ⚄ − ⚂ =
18. ⚅ − ⚂ − ⚀ =
19. ⚅ + ⚄ − ⚂ =
20. ⚄ + ⚂ + ⚂ =
21. ⚃ − ⚀ − ⚂ =
22. ⚃ × ⚅ − ⚂ =
23. ⚁ + ⚅ − ⚀ =
24. ⚃ ÷ ⚃ + ⚀ =

■ 穴あき筆算

□にあてはまる数を書きましょう。

1 □3 + 6□ = 79

2 □5 − 2□ = 32

3 5□ + □7 = 118

4 7□ − □0 = 50

5 □0 − 6□ = 11

6 7□ + □8 = 90

7 7□ − □6 = 20

8 □6 + 3□ = 95

9 □2 + 3□ = 54

10 □7 − 9□ = 3

11 □4 + 1□ = 99

12 □8 + 2□ = 86

13 9□ − □1 = 12

14 □4 + 3□ = 52

15 6□ − □3 = 21

16 2□ + □7 = 64

17 □8 + 1□ = 74

18 □4 + 5□ = 94

19 □9 + 4□ = 70

20 5□ − □1 = 20

21 □2 − 3□ = 17

22 □8 + 8□ = 106

23 □9 − 7□ = 17

24 6□ + □3 = 77

25 □6 + 4□ = 73

26 4□ + □5 = 120

27 □2 + 5□ = 84

28 □5 − 4□ = 14

51日 ■ 数の迷路

月　日　得点　/4

通った数字の合計がゴールの数字になるように、スタートから線を書いてゴールへ進みましょう。
ただし、同じ所は1回しか通ることができません。

1
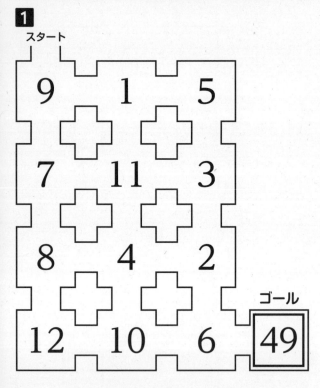

2
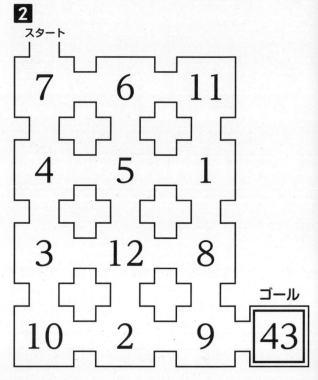

3
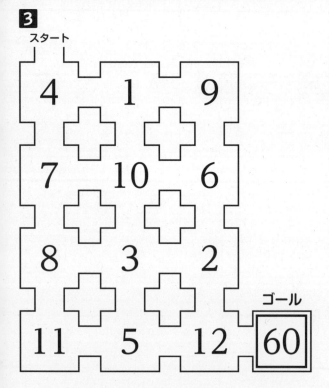

4
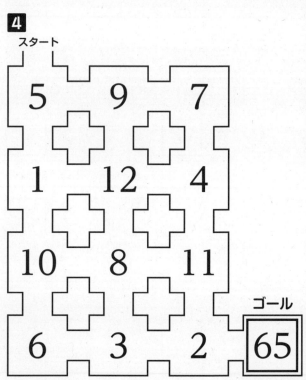

■ トランプ足し算

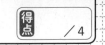

トランプのマークごとにすべてのカードの番号を足しましょう。J = 11、Q = 12、K = 13 です。

♠の数の合計　　♥の数の合計　　♣の数の合計　　♦の数の合計

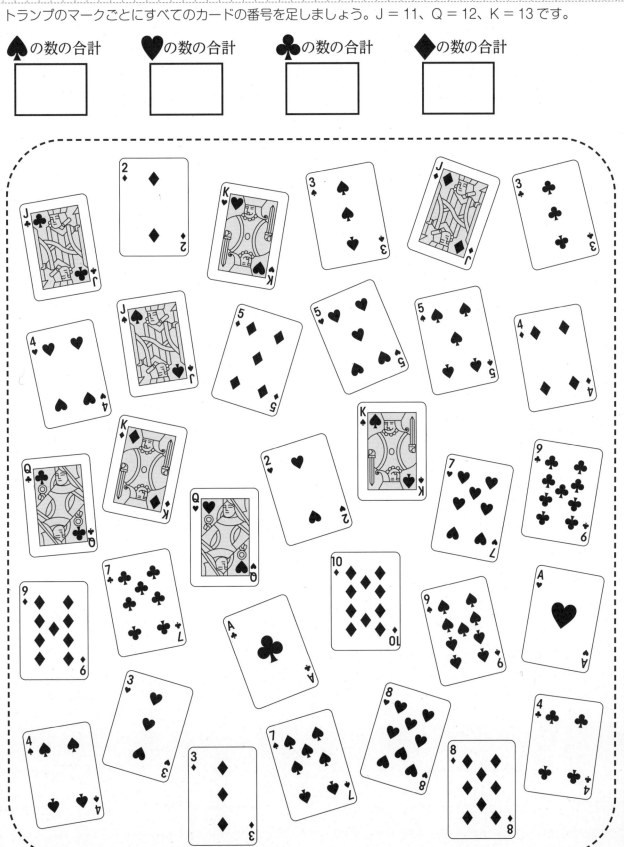

52日 ツリー足し算 /15

線でつながったマスどうしを足し算して、下の□に答えを書きましょう。

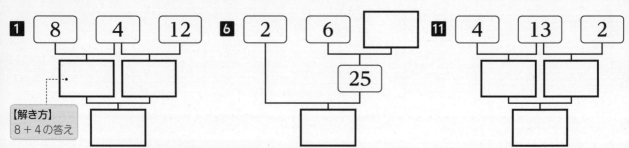
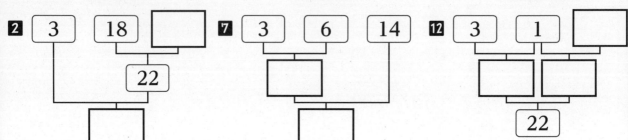
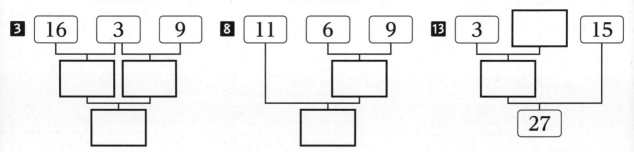
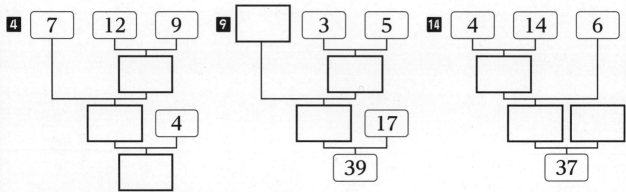
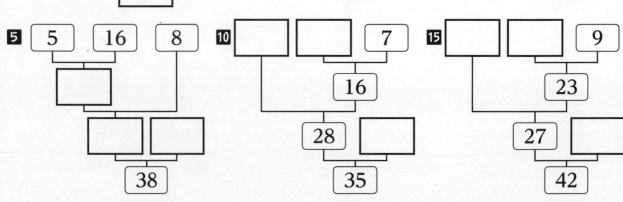

■ 時間の筆算

時間の足し算や引き算です。○時間○分と答えましょう。

1. 31時間 5分 − 13時間57分 = 　時間　　分

2. 20時間19分 − 11時間53分 = 　時間　　分

3. 3時間44分 + 11時間54分 = 　時間　　分

4. 28時間37分 − 8時間19分 = 　時間　　分

5. 10時間50分 + 36時間41分 = 　時間　　分

6. 15時間49分 + 18時間40分 = 　時間　　分

7. 11時間 2分 − 7時間58分 = 　時間　　分

8. 12時間57分 − 9時間11分 = 　時間　　分

9. 49時間44分 − 12時間 2分 = 　時間　　分

10. 30時間 1分 − 28時間 9分 = 　時間　　分

11. 1時間36分 + 17時間31分 = 　時間　　分

12. 29時間 5分 − 4時間 3分 = 　時間　　分

13. 41時間28分 + 15時間42分 = 　時間　　分

14. 10時間22分 + 16時間39分 = 　時間　　分

15. 18時間 3分 − 10時間34分 = 　時間　　分

16. 4時間36分 + 7時間29分 = 　時間　　分

17. 43時間18分 − 33時間38分 = 　時間　　分

18. 11時間20分 − 9時間48分 = 　時間　　分

19. 4時間45分 + 1時間40分 = 　時間　　分

20. 34時間25分 + 31時間41分 = 　時間　　分

21. 1時間20分 + 22時間59分 = 　時間　　分

53日 ■ しりとり計算

月　日　得点　／14

スタートから順に、計算した答えを□に書き込んで、ゴールまで進みましょう。

1. 9 × 2 = ☐ ÷ 3 = ☐ + 17 = ☐ − 5 = ☐
2. 2 × 7 = ☐ + 18 = ☐ ÷ 4 = ☐ − 6 = ☐
3. 45 − 10 = ☐ ÷ 5 = ☐ + 2 = ☐ × 9 = ☐
4. 4 × 2 = ☐ + 28 = ☐ ÷ 6 = ☐ − 5 = ☐
5. 14 + 11 = ☐ − 15 = ☐ ÷ 2 = ☐ × 8 = ☐
6. 37 − 7 = ☐ ÷ 5 = ☐ + 2 = ☐ × 8 = ☐
7. 9 × 6 = ☐ − 16 = ☐ + 4 = ☐ ÷ 6 = ☐
8. 38 − 10 = ☐ ÷ 7 = ☐ + 3 = ☐ × 9 = ☐
9. 3 + 15 = ☐ − 15 = ☐ × 10 = ☐ ÷ 6 = ☐
10. 24 ÷ 6 = ☐ − 2 = ☐ × 6 = ☐ + 15 = ☐
11. 6 × 8 = ☐ − 3 = ☐ ÷ 9 = ☐ + 13 = ☐
12. 8 + 13 = ☐ ÷ 7 = ☐ × 4 = ☐ − 7 = ☐
13. 20 ÷ 5 = ☐ + 4 = ☐ × 7 = ☐ − 18 = ☐
14. 18 + 31 = ☐ ÷ 7 = ☐ − 5 = ☐ × 8 = ☐

■ 足し算迷路

スタートからゴールに進み、通った数字の合計数を答えましょう。

1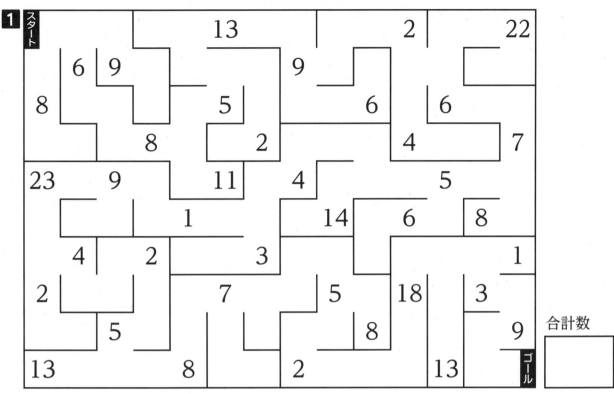

合計数

2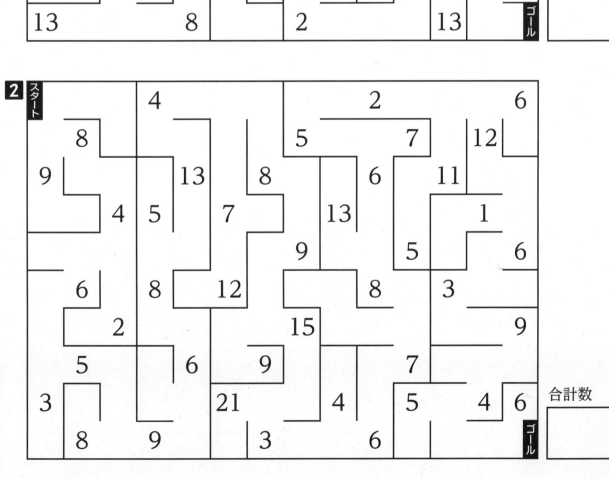

合計数

54日 ■ いろいろな図形の面積

次の図で**斜線**の部分の**面積**を求めましょう。全体の面積から中の図形の面積を引きます。

1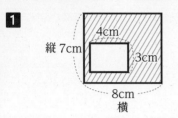

縦	×	横	=	全体
□	×	□	=	□

□ − □ × □

= □ cm² 面積 中の長方形

2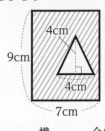

1辺 × 1辺 = 全体
□ × □ = □

□ − □ × □

= □ cm² 面積 中の長方形

3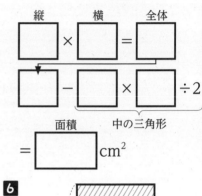

縦 × 横 = 全体
□ × □ = □

□ − □ × □ ÷2

= □ cm² 面積 中の三角形

4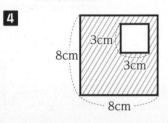

1辺 × 1辺 = 全体
□ × □ = □

□ − □ × □

= □ cm² 面積 中の正方形

5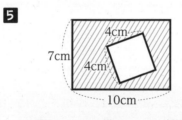

縦 × 横 = 全体
□ × □ = □

□ − □ × □

= □ cm² 面積 中の正方形

6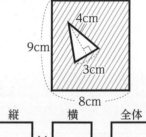

縦 × 横 = 全体
□ × □ = □

□ − □ × □ ÷2

= □ cm² 面積 中の三角形

7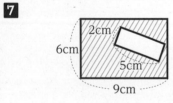

縦 × 横 = 全体
□ × □ = □

□ − □ × □

= □ cm² 面積 中の長方形

8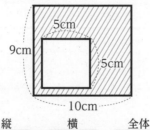

縦 × 横 = 全体
□ × □ = □

□ − □ × □

= □ cm² 面積 中の正方形

9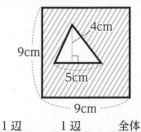

1辺 × 1辺 = 全体
□ × □ = □

□ − □ × □ ÷2

= □ cm² 面積 中の三角形

2つの数と3つの数の計算

次の計算をしましょう。

1. $2 \times 5 =$
2. $33 - 9 =$
3. $3 \times 8 =$
4. $2 + 5 + 6 =$
5. $20 - 16 + 5 =$
6. $28 - 11 =$
7. $36 \div 9 =$
8. $11 - 9 =$
9. $18 + 13 =$
10. $5 - 3 =$
11. $6 \times 6 =$
12. $23 - 8 - 8 =$
13. $9 + 1 - 2 =$
14. $5 \times 4 =$
15. $2 \times 3 =$
16. $3 + 15 + 8 =$
17. $16 - 7 - 5 =$
18. $34 - 28 =$
19. $20 - 12 + 8 =$
20. $42 \div 6 =$
21. $6 \times 2 =$
22. $9 \times 7 =$
23. $4 \div 4 =$
24. $7 + 14 + 7 =$
25. $22 - 16 =$
26. $2 + 35 =$
27. $2 \times 4 =$
28. $25 \div 5 =$
29. $5 + 5 - 9 =$
30. $24 \div 4 =$
31. $18 - 8 =$
32. $14 - 5 - 8 =$
33. $22 - 10 - 9 =$
34. $5 + 24 =$
35. $6 \times 8 =$
36. $6 + 11 - 2 =$
37. $2 \times 2 =$
38. $24 - 15 - 7 =$
39. $10 + 10 =$

55日 ■ 数の迷路

通った数字の合計がゴールの数字になるように、スタートから線を書いてゴールへ進みましょう。
ただし、同じ所は1回しか通ることができません。

1
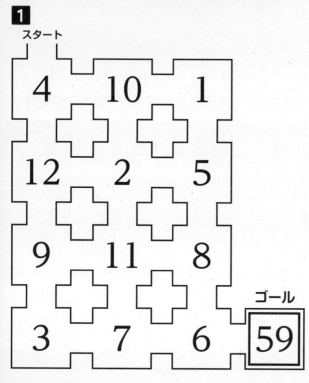

2
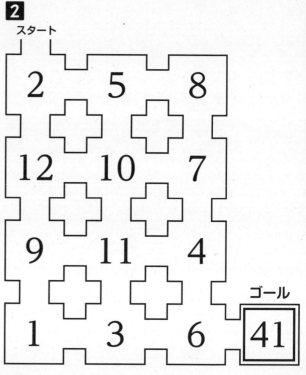

3
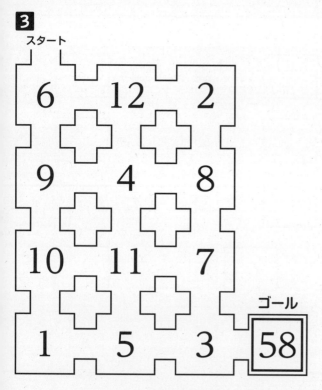

4
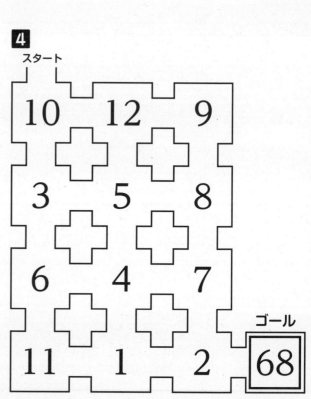

■ 時間の筆算

時間の足し算や引き算です。○時間○分と答えましょう。

1 10時間25分 − 8時間41分 = 　時間　分

2 43時間16分 − 32時間38分 = 　時間　分

3 9時間35分 + 1時間34分 = 　時間　分

4 5時間56分 + 39時間41分 = 　時間　分

5 37時間2分 − 13時間36分 = 　時間　分

6 1時間17分 + 6時間57分 = 　時間　分

7 26時間59分 − 7時間2分 = 　時間　分

8 42時間5分 − 6時間44分 = 　時間　分

9 8時間13分 + 1時間50分 = 　時間　分

10 22時間4分 − 8時間40分 = 　時間　分

11 29時間31分 − 14時間47分 = 　時間　分

12 26時間9分 + 21時間37分 = 　時間　分

13 12時間8分 − 6時間46分 = 　時間　分

14 8時間17分 + 15時間3分 = 　時間　分

15 17時間54分 − 12時間16分 = 　時間　分

16 4時間35分 + 33時間37分 = 　時間　分

17 7時間14分 + 9時間57分 = 　時間　分

18 46時間16分 − 30時間55分 = 　時間　分

19 26時間5分 − 16時間6分 = 　時間　分

20 1時間37分 + 48時間10分 = 　時間　分

21 14時間33分 + 15時間47分 = 　時間　分

56日 ■ トランプ足し算

月　日　得点　/4

トランプのマークごとにすべてのカードの番号を足しましょう。J = 11、Q = 12、K = 13です。

♠の数の合計　♥の数の合計　♣の数の合計　♦の数の合計

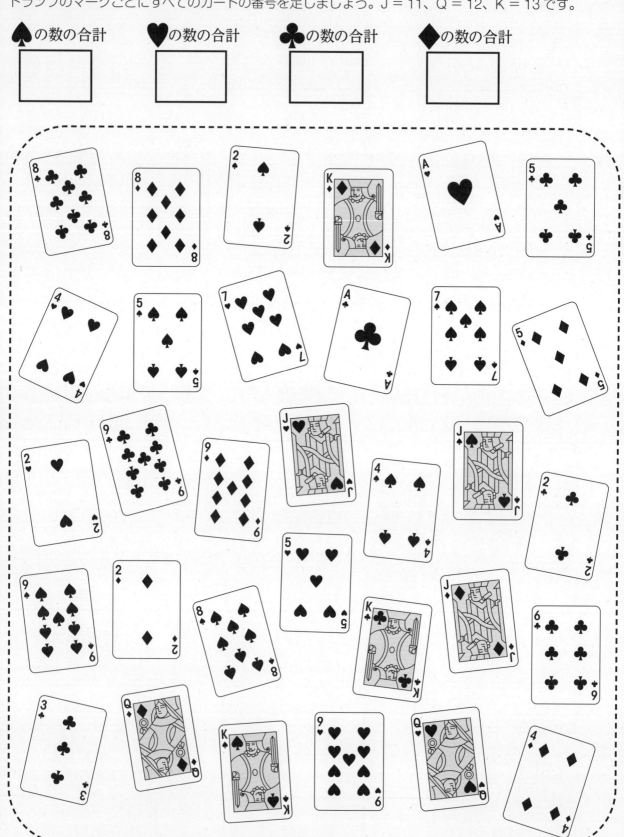

■ しりとり計算

スタートから順に、計算した答えを□に書き込んで、ゴールまで進みましょう。

1. 63 ÷ 9 = □ + 24 = □ − 11 = □ × 2 = □
2. 24 − 14 = □ + 6 = □ ÷ 4 = □ × 8 = □
3. 13 + 27 = □ − 13 = □ ÷ 3 = □ × 5 = □
4. 29 + 19 = □ ÷ 6 = □ − 6 = □ × 9 = □
5. 4 + 3 = □ × 4 = □ − 4 = □ ÷ 4 = □
6. 6 × 9 = □ − 4 = □ ÷ 2 = □ + 8 = □
7. 8 ÷ 4 = □ + 3 = □ × 5 = □ − 14 = □
8. 36 ÷ 6 = □ + 13 = □ − 15 = □ × 7 = □
9. 16 − 13 = □ × 7 = □ + 19 = □ ÷ 5 = □
10. 34 − 6 = □ + 2 = □ ÷ 6 = □ × 10 = □
11. 4 × 5 = □ + 12 = □ ÷ 4 = □ − 8 = □
12. 23 + 26 = □ ÷ 7 = □ × 8 = □ − 17 = □
13. 42 ÷ 7 = □ + 3 = □ × 4 = □ − 8 = □
14. 25 + 10 = □ ÷ 7 = □ × 9 = □ − 26 = □

57日 ■ 足し算迷路

スタートからゴールに進み、通った数字の合計数を答えましょう。

1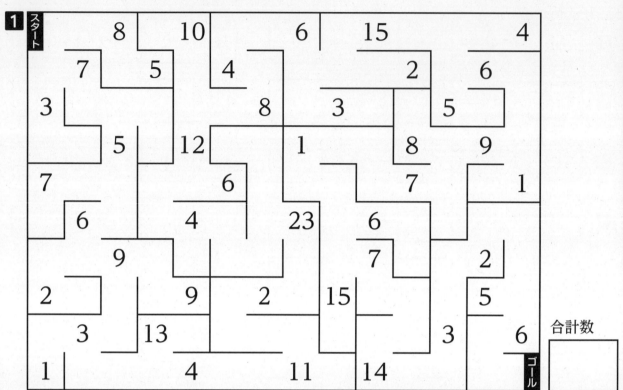

合計数 ☐

2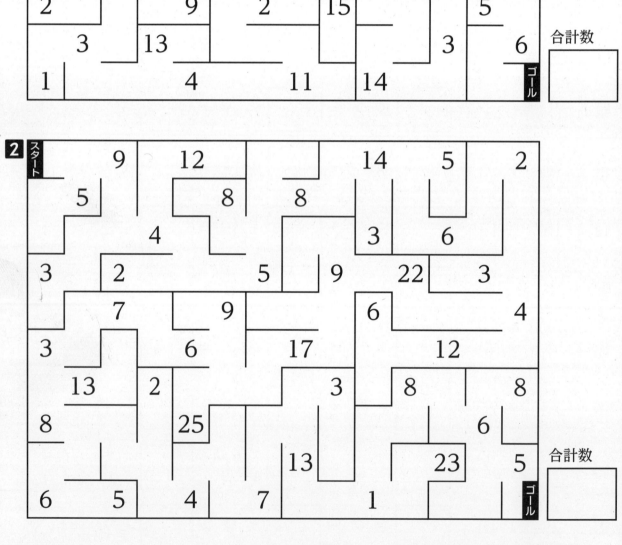

合計数 ☐

■ 2つの数と3つの数の計算

次の計算をしましょう。

1. $5 + 5 - 6 =$
2. $14 - 5 - 7 =$
3. $9 × 7 =$
4. $10 ÷ 2 =$
5. $19 - 2 - 9 =$
6. $5 + 12 - 7 =$
7. $25 - 8 - 5 =$
8. $39 - 4 =$
9. $5 + 9 + 5 =$
10. $12 + 16 =$
11. $15 - 3 + 4 =$
12. $8 ÷ 4 =$
13. $6 + 12 - 9 =$
14. $3 + 11 =$
15. $17 + 9 =$
16. $45 ÷ 9 =$
17. $2 + 28 =$
18. $5 - 1 =$
19. $10 - 4 =$
20. $16 - 6 - 8 =$
21. $17 - 12 + 7 =$
22. $11 + 23 =$
23. $2 + 10 - 4 =$
24. $32 - 6 =$
25. $13 + 9 =$
26. $24 ÷ 4 =$
27. $4 + 26 =$
28. $54 ÷ 6 =$
29. $5 + 4 + 7 =$
30. $18 - 4 =$
31. $25 ÷ 5 =$
32. $12 ÷ 6 =$
33. $15 - 7 + 5 =$
34. $22 - 6 =$
35. $40 ÷ 8 =$
36. $2 + 10 =$
37. $64 ÷ 8 =$
38. $4 - 2 =$
39. $49 ÷ 7 =$

58日 ■ サイコロ筆算 　　　月　日　得点／16

サイコロは2けたの数です。答えを数字で書きましょう。
（例. 1 は 53 + 21 です）

1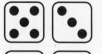

2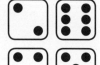

3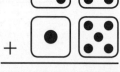

4

5

6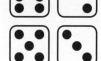

7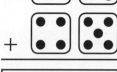

8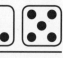

9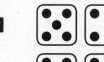

10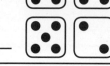

11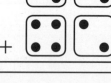

12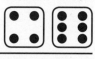

13

14

15

16

■ ツリー足し算

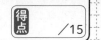

線でつながったマスどうしを足し算して、下の□に答えを書きましょう。

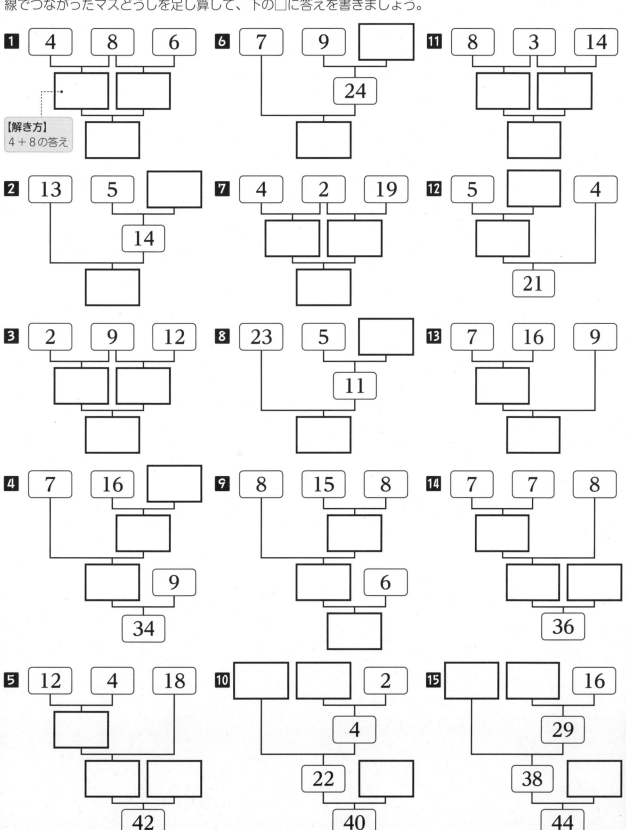

59日 ■ トランプ足し算

月　日　得点 /4

トランプのマークごとにすべてのカードの番号を足しましょう。J = 11、Q = 12、K = 13です。

♠の数の合計　♥の数の合計　♣の数の合計　◆の数の合計

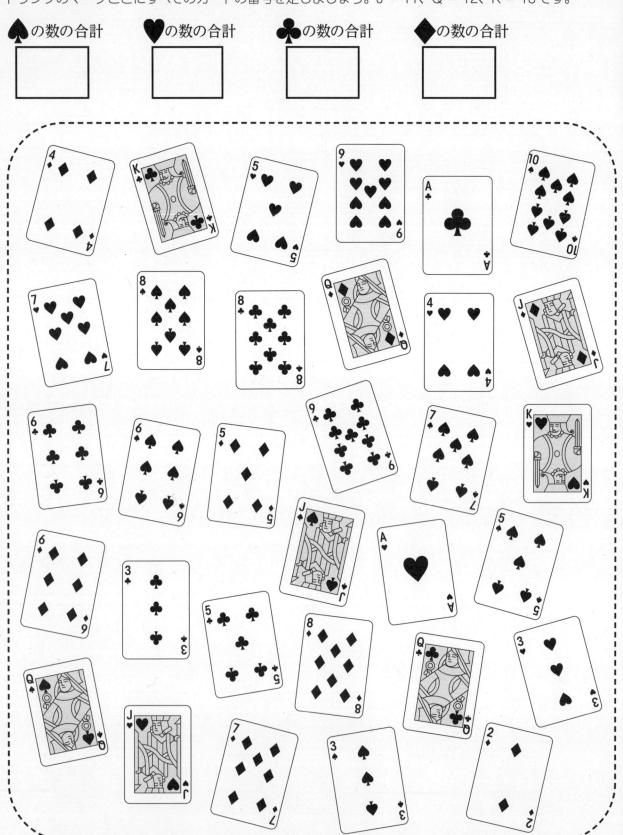

いろいろな図形の面積

次の図で斜線の部分の面積を求めましょう。全体の面積から中の図形の面積を引きます。

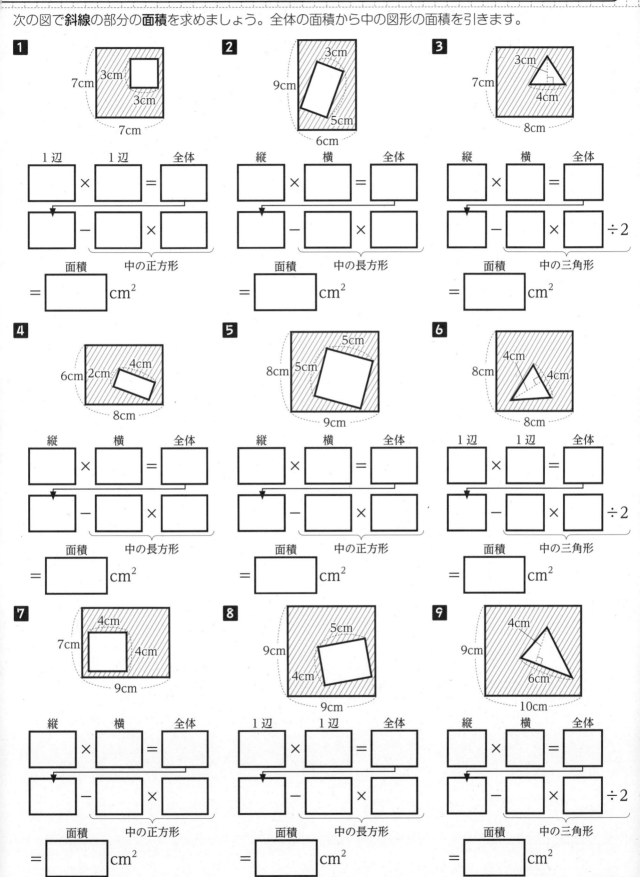

60日 ■ 穴あき筆算

□にあてはまる数を書きましょう。

1. 4□ − □6 = 24
2. □3 + 8□ = 130
3. 7□ − □8 = 41
4. □1 + 6□ = 77
5. 3□ − □6 = 16
6. □5 + 6□ = 82
7. 7□ − □2 = 59
8. □1 + 3□ = 89
9. □5 + 4□ = 100
10. □4 − 5□ = 41
11. 7□ − □4 = 61
12. □9 + 5□ = 95
13. 8□ − □3 = 13
14. 2□ + □7 = 111
15. □0 − 6□ = 26
16. □2 + 7□ = 90
17. 4□ + □5 = 103
18. 4□ + □3 = 76
19. □1 − 1□ = 72
20. □3 + 7□ = 83
21. □2 − 3□ = 57
22. 4□ − □8 = 8
23. 6□ + □2 = 105
24. □8 − 1□ = 74
25. 4□ − □8 = 25
26. □0 − 1□ = 54
27. 6□ + □5 = 82
28. □8 + 5□ = 87

■ 足し算迷路

スタートからゴールに進み、通った数字の合計数を答えましょう。

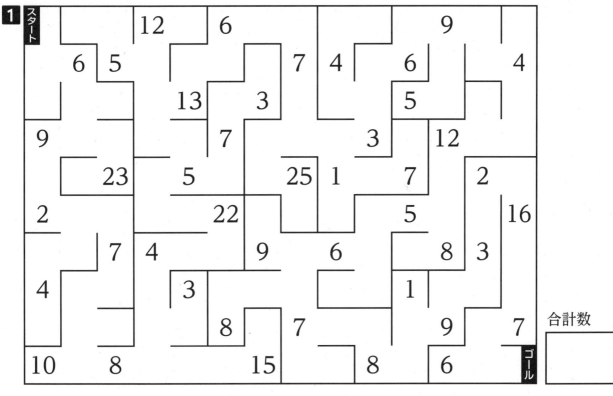

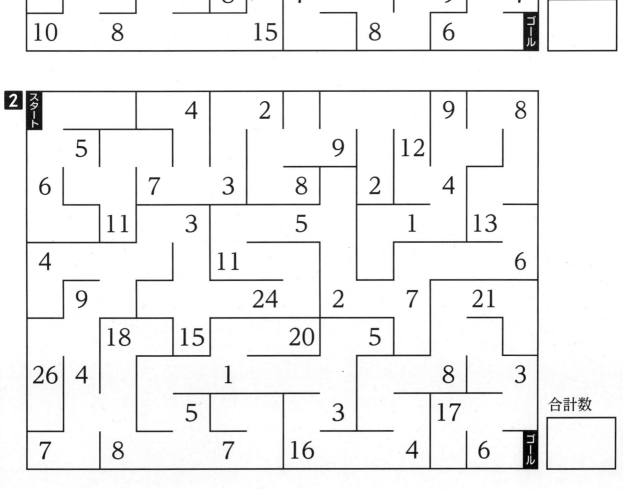

61日 ■ サイコロ計算

サイコロの目の数で計算しましょう。

1. 1 + 6 − 5 =
2. 6 + 5 + 2 =
3. 3 + 1 − 1 =
4. 1 + 3 + 1 =
5. 4 + 3 − 6 =
6. 3 × 3 + 4 =
7. 5 + 6 − 1 =
8. 4 + 3 − 1 =
9. 4 × 4 − 3 =
10. 4 + 6 + 6 =
11. 6 ÷ 2 + 1 =
12. 6 × 6 + 5 =
13. 5 − 2 − 3 =
14. 2 + 1 + 6 =
15. 1 + 4 − 4 =
16. 3 × 3 − 6 =
17. 2 + 2 + 5 =
18. 5 + 4 − 3 =
19. 4 + 5 − 6 =
20. 3 × 6 + 4 =
21. 3 + 4 − 4 =
22. 2 + 4 + 3 =
23. 1 + 1 + 5 =
24. 3 + 6 + 3 =

ツリー足し算

線でつながったマスどうしを足し算して、下の□に答えを書きましょう。

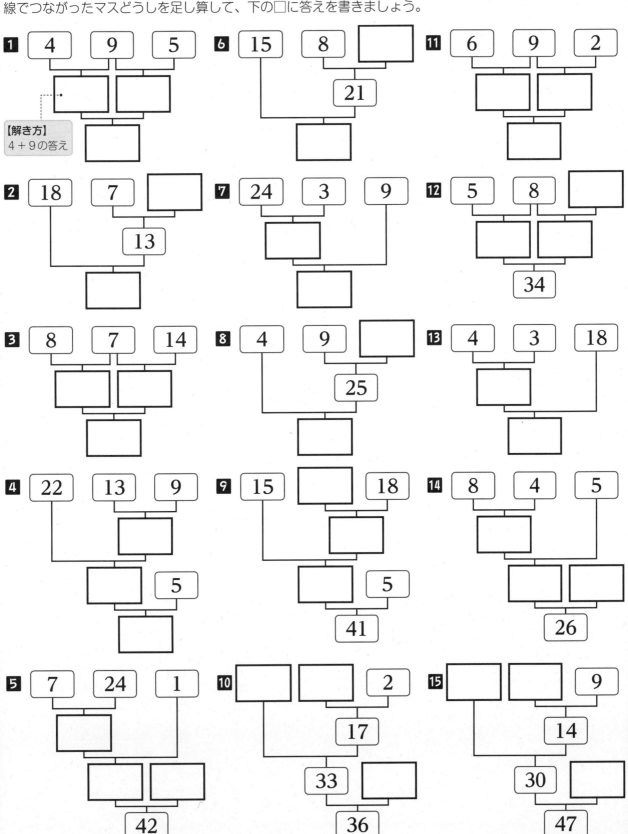

62日 ■ トランプ足し算 月 日 得点 /4

トランプのマークごとにすべてのカードの番号を足しましょう。J = 11、Q = 12、K = 13です。

♠の数の合計　♥の数の合計　♣の数の合計　♦の数の合計

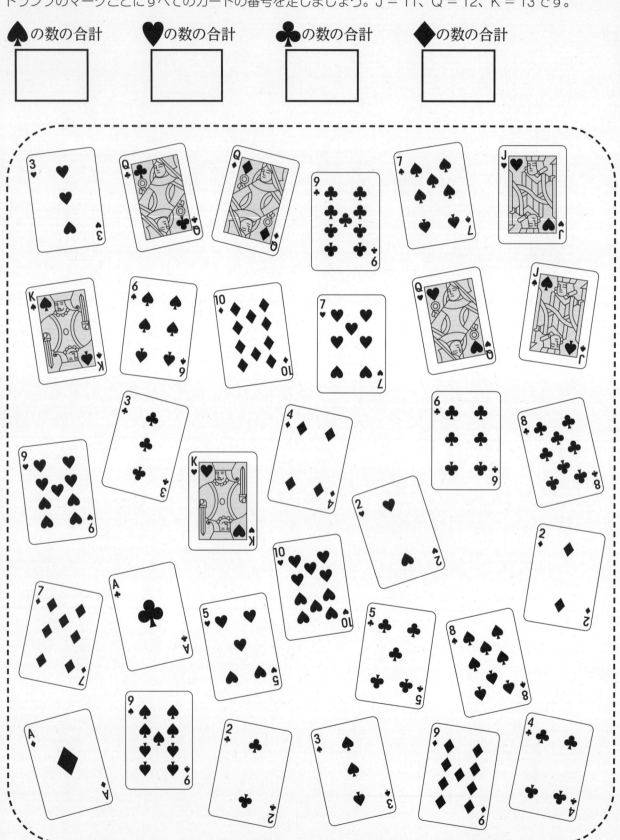

■ 2つの数と3つの数の計算

得点 /39

次の計算をしましょう。

1. $23 - 9 - 1 =$
2. $6 \times 3 =$
3. $20 \div 4 =$
4. $7 + 29 =$
5. $13 + 12 =$
6. $9 \div 3 =$
7. $21 + 31 =$
8. $6 + 16 - 5 =$
9. $21 - 16 =$
10. $7 \times 9 =$
11. $4 \times 3 =$
12. $8 + 14 =$
13. $5 - 1 + 7 =$
14. $9 \times 6 =$
15. $7 + 8 - 9 =$
16. $2 \times 6 =$
17. $8 \times 7 =$
18. $16 - 9 =$
19. $21 - 5 - 9 =$
20. $25 - 7 =$
21. $38 + 8 =$
22. $24 - 9 =$
23. $8 + 2 + 9 =$
24. $35 \div 5 =$
25. $5 - 2 =$
26. $24 \div 8 =$
27. $8 \div 2 =$
28. $16 - 7 - 3 =$
29. $6 + 7 - 8 =$
30. $22 - 13 + 6 =$
31. $5 \times 3 =$
32. $5 + 1 + 7 =$
33. $21 \div 3 =$
34. $15 - 2 - 7 =$
35. $16 - 9 + 2 =$
36. $30 \div 6 =$
37. $3 \times 9 =$
38. $30 - 6 =$
39. $6 + 14 + 8 =$

解答

1日　■足し算迷路

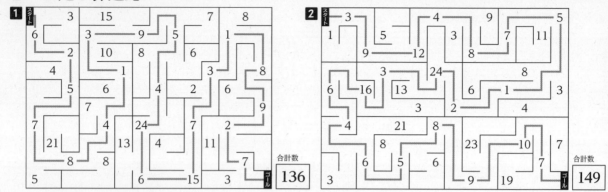

■サイコロ筆算
1 12　**2** 5　**3** 69　**4** 39、26、299　**5** 80　**6** 55　**7** 18　**8** 64、320、3264　**9** 38　**10** 7
11 56　**12** 34、136、1394　**13** 21　**14** 9　**15** 53　**16** 192、128、1472

2日　■トランプ足し算
1 ♠30　♥27　♣30　♦33　　**2** ♠30　♥29　♣24　♦22

■時間の筆算
1 2時間20分　**2** 6時間25分　**3** 14時間27分　**4** 8時間21分　**5** 17時間55分
6 8時間3分　**7** 1時間51分　**8** 4時間39分　**9** 8時間31分　**10** 3時間33分
11 2時間57分　**12** 13時間30分　**13** 18時間18分　**14** 12時間24分　**15** 1時間16分
16 17時間40分　**17** 1時間48分　**18** 11時間38分　**19** 16時間30分　**20** 13時間50分
21 8時間50分

3日　■数の迷路

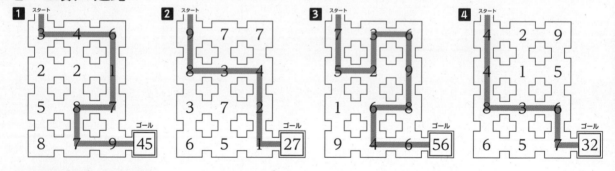

■しりとり計算
1 12、20、5、2　**2** 9、6、8、64　**3** 8、24、4、3　**4** 27、3、18、9　**5** 2、12、8、48
6 28、7、8、16　**7** 63、9、7、21　**8** 5、4、16、22　**9** 40、32、4、11　**10** 30、5、9、72
11 45、9、18、3　**12** 4、8、56、47　**13** 35、32、42、7　**14** 41、36、6、54

4日 ■時間の計算
1 1分20秒　2 2時間50分　3 2分29秒　4 2時間12分　5 1分37秒　6 2時間41分
7 1分32秒　8 3時間11分　9 1分17秒　10 2時間8分　11 1分45秒　12 2時間53分
13 2分16秒　14 130分　15 190秒　16 90分　17 116秒　18 146分　19 13秒
20 190分　21 180秒　22 162分　23 135秒　24 136分　25 90秒　26 194分

■積み木の体積
1 8 + 12 = 20　2 6 + 12 = 18　3 4 + 16 + 6 = 26　4 12 + 8 + 4 = 24　5 16 + 18 = 34
6 6 + 12 + 8 = 26　7 12 + 4 + 12 = 28　8 8 + 8 + 15 = 31

5日 ■2つの数と3つの数の計算
1 4　2 14　3 26　4 26　5 32　6 6　7 15　8 7　9 11　10 45　11 17　12 28　13 19
14 1　15 33　16 36　17 3　18 13　19 19　20 29　21 23　22 48　23 4　24 24　25 9　26 13
27 15　28 24　29 2　30 63　31 40　32 22　33 6　34 81　35 10　36 46　37 18　38 25　39 4

■トランプ足し算
1 ♠31　♥28　♣30　♦25　2 ♠26　♥32　♣28　♦34

6日 ■サイコロ筆算
1 55　2 21　3 87　4 120、24、360　5 5　6 120　7 16　8 138、92、1058　9 60
10 61　11 19　12 53、318、3233　13 8　14 36　15 82　16 130、260、2730

■ツリー足し算

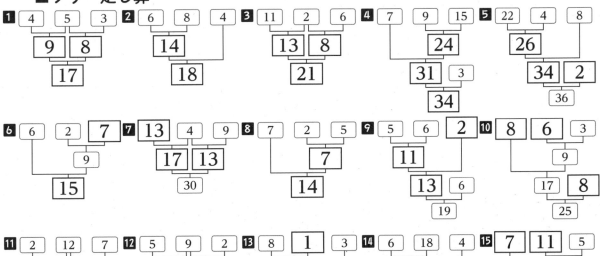

7日　■面積クイズ
❶ 11　❷ 12　❸ 8　❹ 8　❺ 7　❻ 7　❼ 10　❽ 12　❾ 12　❿ 10　⓫ 17　⓬ 9

■足し算迷路

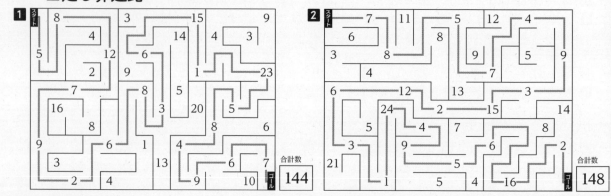

8日　■時間の筆算
❶ 6時間4分　❷ 5時間29分　❸ 27時間32分　❹ 3時間24分　❺ 6時間15分
❻ 16時間17分　❼ 3時間53分　❽ 13時間28分　❾ 9時間24分　❿ 12時間57分
⓫ 25時間24分　⓬ 13時間50分　⓭ 21時間3分　⓮ 20時間56分　⓯ 11時間10分
⓰ 21時間8分　⓱ 9時間27分　⓲ 14時間14分　⓳ 8時間22分　⓴ 4時間13分
㉑ 4時間43分

■サイコロ計算
❶ 11　❷ 6　❸ 2　❹ 2　❺ 9　❻ 2　❼ 13　❽ 3　❾ 4　❿ 1　⓫ 7　⓬ 5　⓭ 4　⓮ 7
⓯ 9　⓰ 9　⓱ 8　⓲ 2　⓳ 11　⓴ 10　㉑ 1　㉒ 4　㉓ 4　㉔ 7

9日　■長方形の面積
❶ 4×6＝24　❷ 63　❸ 30　❹ 72　❺ 35　❻ 48　❼ 45　❽ 60　❾ 56　❿ 77　⓫ 54
⓬ 72

■しりとり計算
❶ 3、9、4、36　❷ 24、3、2、4　❸ 48、8、16、5　❹ 32、28、4、8　❺ 6、54、64、8
❻ 21、7、56、60　❼ 42、6、30、21　❽ 40、27、9、25　❾ 34、8、4、16　❿ 50、49、7、22
⓫ 4、1、6、36　⓬ 4、7、63、59　⓭ 24、6、3、18　⓮ 25、5、8、72

10日　■穴あき筆算　（答えは上段、下段の順です。）

❶ 4、6　❷ 3、7　❸ 4、0　❹ 9、5　❺ 1、7　❻ 5、1　❼ 7、1　❽ 1、3　❾ 3、4　❿ 9、2
⓫ 4、9　⓬ 1、9　⓭ 6、4　⓮ 2、5　⓯ 4、1　⓰ 9、5　⓱ 8、9　⓲ 2、3　⓳ 3、2　⓴ 6、8
㉑ 6、2　㉒ 6、2　㉓ 5、8　㉔ 1、2　㉕ 4、1　㉖ 7、7　㉗ 4、7　㉘ 8、4

■数の迷路

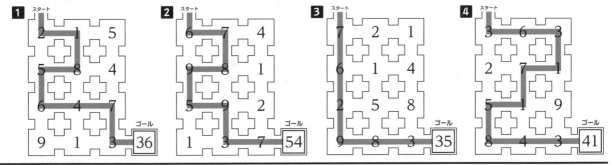

11日　■トランプ足し算

♠ 51　♥ 55　♣ 61　♦ 53

■サイコロ計算

❶ 6　❷ 10　❸ 2　❹ 14　❺ 2　❻ 8　❼ 9　❽ 10　❾ 9　❿ 2　⓫ 20　⓬ 13　⓭ 2
⓮ 14　⓯ 5　⓰ 6　⓱ 6　⓲ 8　⓳ 1　⓴ 14　㉑ 9　㉒ 6　㉓ 3　㉔ 9

12日　■時間の計算

❶ 1分11秒　❷ 3時間15分　❸ 2分34秒　❹ 2時間4分　❺ 1分29秒　❻ 2時間31分
❼ 1分19秒　❽ 1時間24分　❾ 1分55秒　❿ 2時間42分　⓫ 2分17秒　⓬ 1時間46分
⓭ 2分45秒　⓮ 96分　⓯ 180秒　⓰ 102分　⓱ 114秒　⓲ 161分　⓳ 205秒　⓴ 74分
㉑ 155秒　㉒ 208分　㉓ 90秒　㉔ 220分　㉕ 78秒　㉖ 225分

■足し算迷路

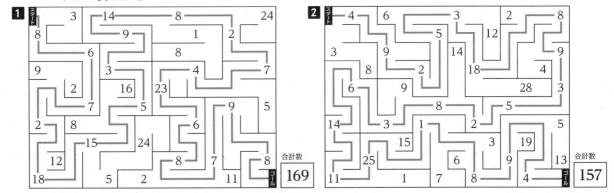

133

13日 ■ツリー足し算

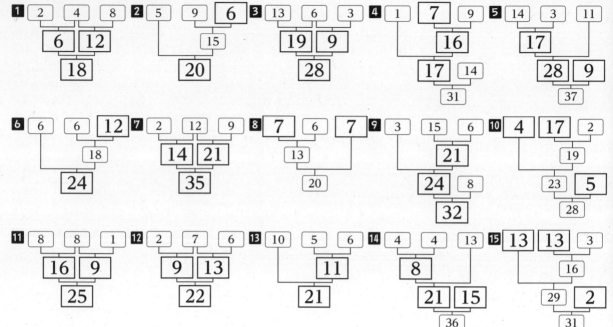

■サイコロ筆算
1 45 **2** 2 **3** 33 **4** 320、256、2880 **5** 9 **6** 40 **7** 47 **8** 42、84、882 **9** 53 **10** 20 **11** 12 **12** 124、31、434 **13** 44 **14** 97 **15** 108 **16** 312、208、2392

14日 ■面積クイズ
1 10 **2** 12 **3** 9 **4** 12 **5** 13 **6** 12 **7** 11 **8** 9 **9** 9 **10** 12 **11** 12 **12** 7

■数の迷路

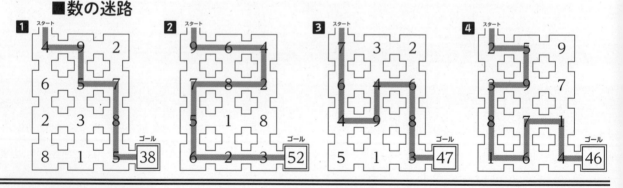

15日 ■時間の計算
1 1分58秒 **2** 4時間2分 **3** 2分21秒 **4** 5時間19分 **5** 2分15秒 **6** 2時間28分 **7** 1分50秒 **8** 5時間52分 **9** 4分27秒 **10** 4時間19分 **11** 5分38秒 **12** 3時間31分 **13** 3分5秒 **14** 209分 **15** 36秒 **16** 188分 **17** 216秒 **18** 149分 **19** 219秒 **20** 347分 **21** 74秒 **22** 296分 **23** 229秒 **24** 131分 **25** 145秒 **26** 132分

■穴あき筆算（答えは上段、下段の順です。）
1 6、2 **2** 3、8 **3** 0、7 **4** 5、2 **5** 5、9 **6** 3、2 **7** 9、2 **8** 5、9 **9** 3、4 **10** 5、2 **11** 0、1 **12** 3、1 **13** 3、9 **14** 8、1 **15** 6、4 **16** 7、5 **17** 6、0 **18** 1、1 **19** 3、5 **20** 8、6 **21** 7、3 **22** 9、6 **23** 8、6 **24** 3、8 **25** 8、2 **26** 3、1 **27** 1、5 **28** 1、6

16日　■トランプ足し算
♠ 57　♥ 46　♣ 55　♦ 54

■足し算迷路

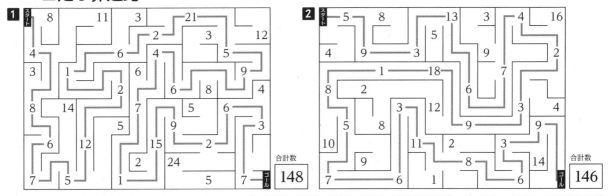

17日　■ツリー足し算

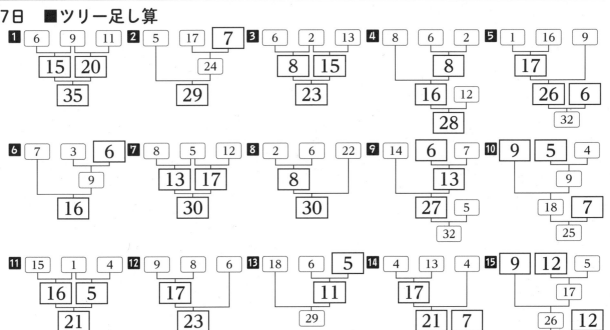

■時間の筆算

1 10時間53分　**2** 16時間53分　**3** 14時間13分　**4** 22時間51分　**5** 9時間47分
6 16時間2分　**7** 17時間3分　**8** 5時間57分　**9** 5時間55分　**10** 3時間4分
11 6時間2分　**12** 1時間30分　**13** 3時間56分　**14** 13時間55分　**15** 19時間49分
16 6時間53分　**17** 10時間6分　**18** 3時間53分　**19** 6時間5分　**20** 1時間45分
21 25時間42分

18日 ■積み木の体積
1. $16+8=24$ 2. $18+8=26$ 3. $2+6+8=16$ 4. $12+12+4=28$ 5. $8+24=32$
6. $8+8+6=22$ 7. $18+4+8=30$ 8. $6+32+2=40$

■2つの数と3つの数の計算
1. 4 2. 11 3. 13 4. 8 5. 25 6. 7 7. 5 8. 19 9. 33 10. 11 11. 25 12. 0 13. 11 14. 9
15. 38 16. 4 17. 2 18. 5 19. 24 20. 3 21. 30 22. 6 23. 20 24. 16 25. 15 26. 9 27. 5 28. 7
29. 21 30. 45 31. 36 32. 5 33. 6 34. 13 35. 5 36. 37 37. 4 38. 10 39. 8

19日 ■足し算迷路

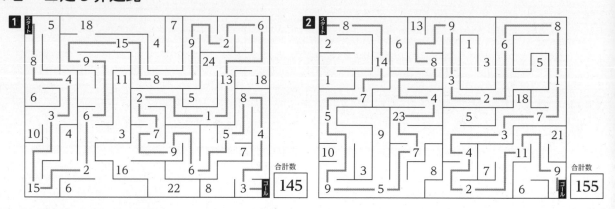

■サイコロ計算
1. 7 2. 9 3. 8 4. 6 5. 4 6. 8 7. 7 8. 6 9. 4 10. 14 11. 10 12. 0 13. 6 14. 19
15. 6 16. 3 17. 8 18. 15 19. 1 20. 16 21. 4 22. 5 23. 10 24. 6

20日 ■時間の計算
1. 5分22秒 2. 5時間18分 3. 2分50秒 4. 2時間9分 5. 4分49秒 6. 5時間29分
7. 1分37秒 8. 1時間42分 9. 3分54秒 10. 1時間43分 11. 5分20秒 12. 3時間12分
13. 4分14秒 14. 248分 15. 223秒 16. 164分 17. 304秒 18. 333分 19. 191秒 20. 326分
21. 279秒 22. 171分 23. 167秒 24. 147分 25. 192秒 26. 164分

■穴あき筆算 （答えは上段、下段の順です。）
1. 2、3 2. 9、1 3. 3、8 4. 1、2 5. 5、3 6. 1、2 7. 7、3 8. 4、8 9. 4、5 10. 5、1
11. 7、9 12. 2、4 13. 8、8 14. 7、0 15. 0、3 16. 8、5 17. 5、5 18. 3、6 19. 3、4 20. 2、4
21. 6、5 22. 8、9 23. 5、3 24. 4、5 25. 4、7 26. 1、2 27. 3、4 28. 6、6

21日 ■しりとり計算
1. 7、9、81、77 2. 14、7、21、12 3. 56、7、3、27 4. 22、36、9、54 5. 20、5、35、43
6. 6、18、20、10 7. 15、8、4、22 8. 49、7、6、36 9. 45、32、8、22 10. 3、17、5、30
11. 20、42、7、63 12. 10、3、24、29 13. 51、48、6、12 14. 4、12、40、8

21日 ■ツリー足し算

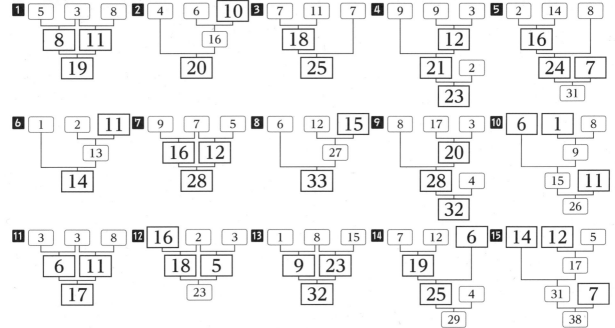

22日 ■足し算迷路

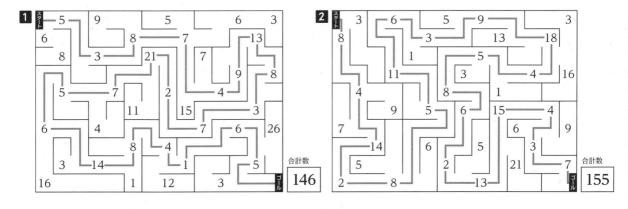

■サイコロ筆算

1 12　**2** 131　**3** 18　**4** 105、70、805　**5** 12　**6** 98　**7** 16　**8** 62、310、3162　**9** 76
10 78　**11** 67　**12** 104、104、1144　**13** 13　**14** 11　**15** 74　**16** 180、216、2340

23日 ■トランプ足し算

♠ 59　♥ 58　♣ 52　♦ 47

■しりとり計算

1 27、24、8、72　**2** 36、32、4、17　**3** 40、8、7、14　**4** 27、9、5、45　**5** 2、18、35、7
6 2、9、54、46　**7** 36、4、20、2　**8** 56、45、48、6　**9** 5、10、42、7　**10** 31、28、7、49
11 2、5、25、17　**12** 81、63、7、26　**13** 10、30、5、13　**14** 4、2、4、7

24日　■数の迷路

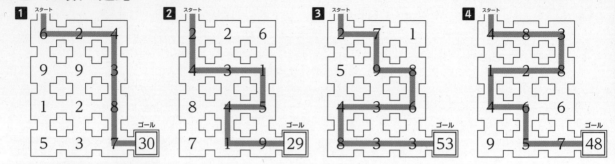

■時間の筆算

1 10時間57分　**2** 1時間38分　**3** 9時間20分　**4** 13時間16分　**5** 9時間23分
6 8時間53分　**7** 5時間8分　**8** 8時間54分　**9** 7時間23分　**10** 3時間10分
11 31時間42分　**12** 5時間42分　**13** 15時間22分　**14** 10時間51分　**15** 26時間56分
16 16時間2分　**17** 18時間50分　**18** 6時間30分　**19** 11時間50分　**20** 1時間31分
21 1時間6分

25日　■2つの数と3つの数の計算

1 6　**2** 27　**3** 4　**4** 5　**5** 15　**6** 3　**7** 17　**8** 45　**9** 14　**10** 5　**11** 5　**12** 22　**13** 6　**14** 4
15 20　**16** 59　**17** 9　**18** 15　**19** 23　**20** 1　**21** 15　**22** 3　**23** 54　**24** 2　**25** 33　**26** 4　**27** 45
28 5　**29** 12　**30** 11　**31** 51　**32** 2　**33** 28　**34** 49　**35** 2　**36** 5　**37** 5　**38** 2　**39** 21

■三角形の面積

1 6×8÷2＝24　**2** 30　**3** 28　**4** 36　**5** 44　**6** 50　**7** 45　**8** 60　**9** 48　**10** 66　**11** 70
12 54

26日　■トランプ足し算

♠ 56　♥ 58　♣ 53　♦ 65

■穴あき筆算 （答えは上段、下段の順です。）

1 8、6　**2** 9、4　**3** 6、5　**4** 6、1　**5** 4、5　**6** 0、1　**7** 6、6　**8** 0、1　**9** 0、2　**10** 1、1
11 8、3　**12** 2、8　**13** 6、8　**14** 9、4　**15** 2、2　**16** 5、5　**17** 9、8　**18** 5、6　**19** 4、5　**20** 2、2
21 5、1　**22** 5、7　**23** 6、4　**24** 8、1　**25** 2、6　**26** 9、9　**27** 7、1　**28** 2、7

27日 ■時間の計算

① 1分46秒　② 6時間28分　③ 7分3秒　④ 6時間18分　⑤ 3分46秒　⑥ 6時間59分　⑦ 4分44秒　⑧ 4時間24分　⑨ 6分26秒　⑩ 2時間11分　⑪ 7分24秒　⑫ 6時間21分　⑬ 5分58秒　⑭ 53分　⑮ 420秒　⑯ 191分　⑰ 306秒　⑱ 211分　⑲ 308秒　⑳ 510分　㉑ 142秒　㉒ 335分　㉓ 224秒　㉔ 483分　㉕ 342秒　㉖ 75分

■数の迷路

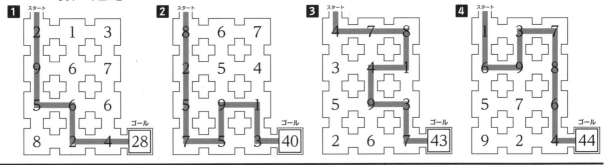

28日 ■面積クイズ

① 9　② 8　③ 10　④ 10　⑤ 8　⑥ 10　⑦ 8　⑧ 10　⑨ 17　⑩ 8　⑪ 8　⑫ 16

■サイコロ筆算

① 46　② 67　③ 47　④ 366、61、976　⑤ 130　⑥ 101　⑦ 14　⑧ 260、156、1820　⑨ 78　⑩ 43　⑪ 31　⑫ 50、100、1050　⑬ 39　⑭ 82　⑮ 112　⑯ 180、270、2880

29日 ■積み木の体積

① 8 + 4 + 6 = 18　② 16 + 2 + 4 = 22　③ 12 + 16 = 28　④ 4 + 8 + 12 = 24　⑤ 9 + 16 = 25　⑥ 4 + 8 + 12 = 24　⑦ 2 + 12 + 24 = 38　⑧ 16 + 8 + 6 = 30

■ツリー足し算

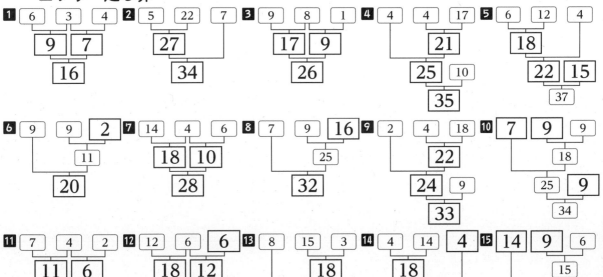

30日 ■サイコロ計算
1) 12 2) 6 3) 10 4) 8 5) 1 6) 5 7) 14 8) 7 9) 6 10) 7 11) 2 12) 6 13) 9
14) 8 15) 8 16) 9 17) 8 18) 5 19) 7 20) 0 21) 11 22) 3 23) 19 24) 10

■足し算迷路

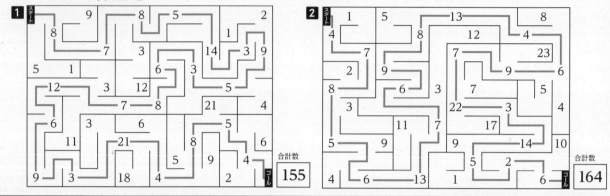

31日 ■しりとり計算
1) 28、4、32、17 2) 15、3、27、31 3) 4、8、72、59 4) 9、18、35、7 5) 49、7、3、12
6) 6、24、36、9 7) 30、5、2、10 8) 6、9、81、68 9) 48、8、3、9 10) 42、38、56、8
11) 50、45、5、40 12) 10、15、7、63 13) 11、20、5、25 14) 64、40、20、21

■トランプ足し算
♠ 55   ♥ 49   ♣ 47   ♦ 59

32日 ■時間の筆算
1) 11時間4分 2) 10時間28分 3) 5時間22分 4) 1時間49分 5) 40時間24分
6) 6時間14分 7) 6時間47分 8) 10時間1分 9) 4時間12分 10) 2時間5分
11) 28時間57分 12) 22時間3分 13) 1時間18分 14) 28時間7分 15) 5時間56分
16) 25時間9分 17) 24時間20分 18) 3時間30分 19) 13時間22分 20) 17時間28分
21) 1時間59分

■数の迷路

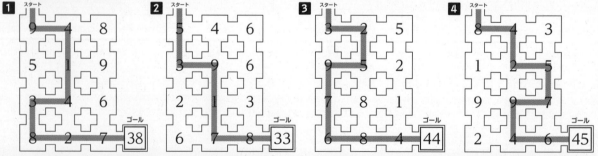

33日 ■サイコロ計算
1) 21 2) 5 3) 6 4) 1 5) 11 6) 9 7) 4 8) 9 9) 4 10) 12 11) 10 12) 33 13) 6
14) 9 15) 12 16) 9 17) 7 18) 0 19) 5 20) 4 21) 9 22) 8 23) 1 24) 1

33日　■しりとり計算

1. 6、3、6、25　2. 40、8、4、8　3. 3、15、35、5　4. 16、52、48、6　5. 38、32、4、16
6. 3、9、12、3　7. 4、9、72、57　8. 36、27、9、81　9. 37、30、6、36　10. 24、3、6、18
11. 4、3、10、30　12. 49、7、6、54　13. 5、10、20、6　14. 25、45、9、5

34日　■足し算迷路

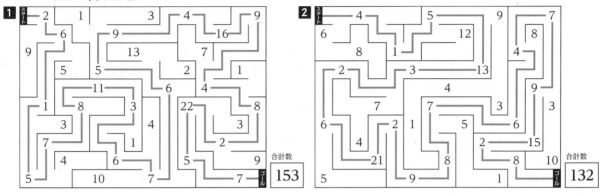

■2つの数と3つの数の計算

1. 2　2. 15　3. 32　4. 4　5. 1　6. 40　7. 22　8. 9　9. 7　10. 54　11. 10　12. 31　13. 19　14. 37
15. 2　16. 34　17. 2　18. 6　19. 4　20. 56　21. 7　22. 10　23. 4　24. 8　25. 17　26. 20　27. 4
28. 9　29. 9　30. 3　31. 14　32. 5　33. 38　34. 12　35. 13　36. 22　37. 14　38. 12　39. 42

35日　■時間の筆算

1. 30時間3分　2. 38時間18分　3. 17時間53分　4. 16時間4分　5. 4時間40分
6. 41時間9分　7. 13時間13分　8. 7時間19分　9. 20時間30分　10. 1時間50分
11. 4時間59分　12. 41時間55分　13. 26時間31分　14. 21時間48分　15. 19時間3分
16. 24時間1分　17. 32時間7分　18. 10時間12分　19. 17時間24分　20. 9時間4分
21. 1時間16分

■ツリー足し算

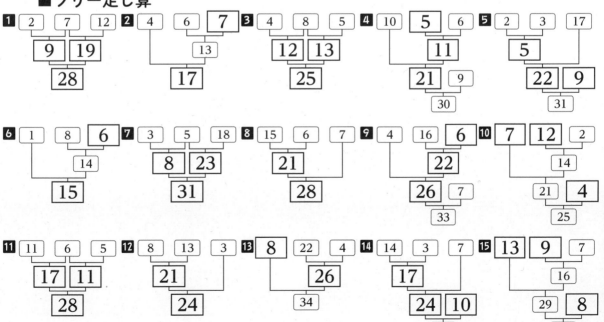

36日　■トランプ足し算

♠ 51　♥ 63　♣ 61　♦ 56

■サイコロ計算

1 10　**2** 2　**3** 2　**4** 14　**5** 15　**6** 8　**7** 2　**8** 5　**9** 5　**10** 3　**11** 15　**12** 3　**13** 13
14 11　**15** 3　**16** 12　**17** 7　**18** 10　**19** 8　**20** 15　**21** 5　**22** 7　**23** 9　**24** 6

37日　■数の迷路

1
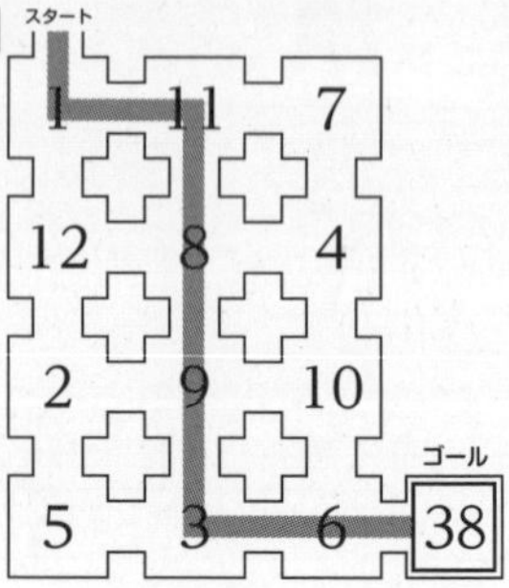

2
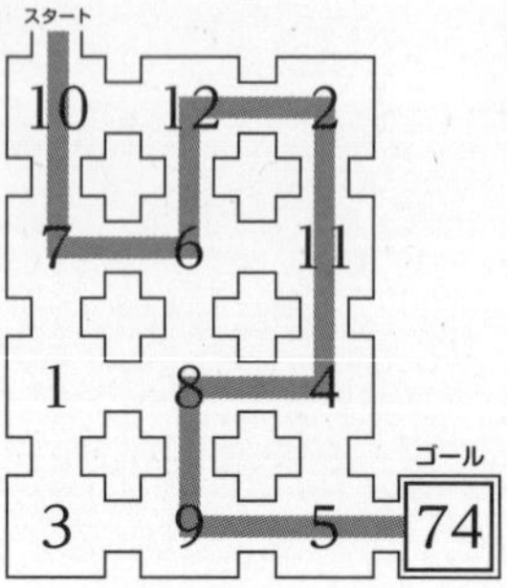

3
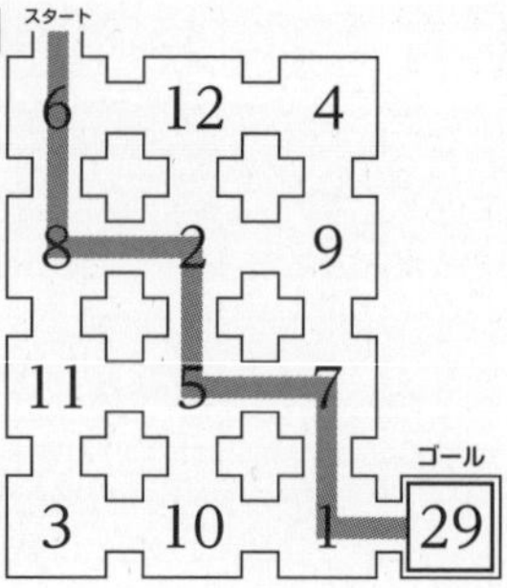

4
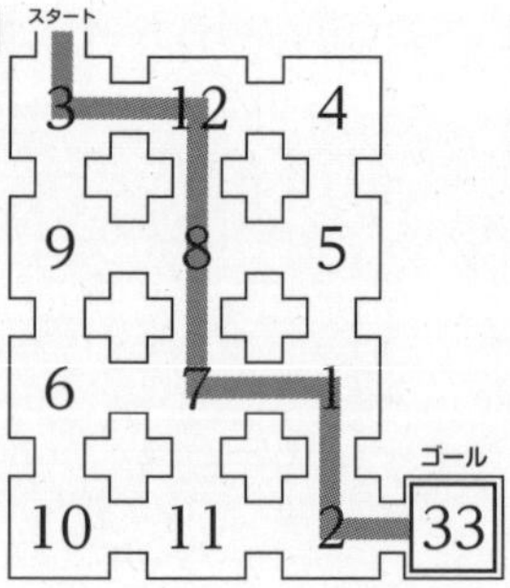

■穴あき筆算　（答えは上段、下段の順です。）

1 3、5　**2** 1、1　**3** 4、0　**4** 9、5　**5** 4、5　**6** 4、3　**7** 6、5　**8** 1、8　**9** 4、6　**10** 6、5
11 2、1　**12** 5、2　**13** 2、4　**14** 5、5　**15** 8、7　**16** 2、5　**17** 7、2　**18** 9、3　**19** 8、7　**20** 7、9
21 7、3　**22** 2、1　**23** 1、6　**24** 3、4　**25** 5、6　**26** 1、3　**27** 1、0　**28** 9、1

38日　■面積クイズ

1 12　**2** 12　**3** 14　**4** 10　**5** 9　**6** 9　**7** 10　**8** 10　**9** 8　**10** 14　**11** 10　**12** 14

■２つの数と３つの数の計算

1 2　**2** 12　**3** 6　**4** 14　**5** 6　**6** 23　**7** 2　**8** 1　**9** 21　**10** 10　**11** 23　**12** 9　**13** 36　**14** 32
15 18　**16** 3　**17** 16　**18** 16　**19** 22　**20** 5　**21** 4　**22** 11　**23** 8　**24** 2　**25** 30　**26** 17　**27** 9
28 41　**29** 2　**30** 27　**31** 3　**32** 54　**33** 24　**34** 5　**35** 3　**36** 7　**37** 4　**38** 47　**39** 4

39日　■足し算迷路

1
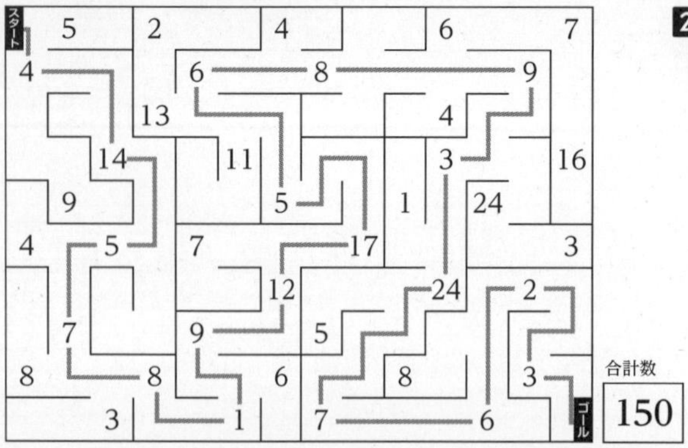

2
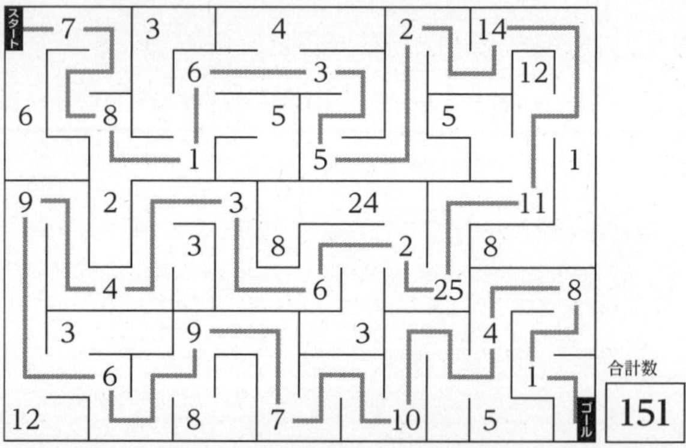

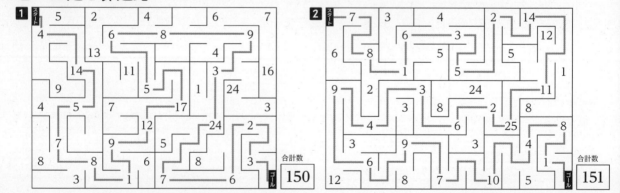

39日　■時間の筆算
1. 40時間40分　2. 7時間3分　3. 26時間36分　4. 19時間2分　5. 13時間46分
6. 7時間47分　7. 6時間21分　8. 40時間15分　9. 22時間24分　10. 33時間33分
11. 10時間29分　12. 23時間17分　13. 10時間16分　14. 10時間53分　15. 35時間58分
16. 19時間38分　17. 7時間46分　18. 23時間22分　19. 25時間41分　20. 5時間37分
21. 24時間44分

40日　■ツリー足し算

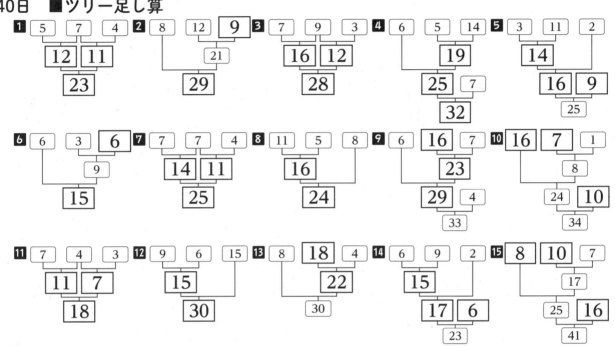

■トランプ足し算

♠ 62　♥ 57　♣ 69　♦ 54

41日　■2つの数と3つの数の計算
1. 18　2. 2　3. 26　4. 3　5. 17　6. 8　7. 21　8. 32　9. 27　10. 16　11. 81　12. 13　13. 18　14. 2
15. 6　16. 3　17. 54　18. 20　19. 21　20. 9　21. 34　22. 2　23. 12　24. 19　25. 5　26. 28　27. 25
28. 29　29. 9　30. 27　31. 6　32. 8　33. 30　34. 34　35. 3　36. 27　37. 8　38. 45　39. 2

■サイコロ筆算
1. 76　2. 123　3. 39　4. 212、53、742　5. 65　6. 22　7. 28　8. 88、220、2288　9. 13
10. 11　11. 45　12. 69、92、989　13. 87　14. 78　15. 36　16. 210、175、1960

42日 ■時間の計算

1. 6分30秒　2. 4時間39分　3. 3分16秒　4. 2時間11分　5. 1分55秒　6. 3時間38分
7. 4分21秒　8. 7時間51分　9. 6分50秒　10. 7時間12分　11. 2分53秒　12. 4時間52分
13. 6分53秒　14. 170分　15. 419秒　16. 251分　17. 146秒　18. 548分　19. 399秒　20. 450分
21. 114秒　22. 442分　23. 200秒　24. 233分　25. 205秒　26. 445分

■足し算迷路

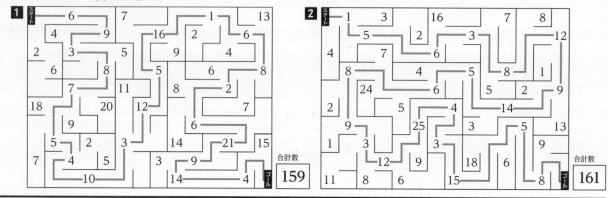

43日 ■ツリー足し算

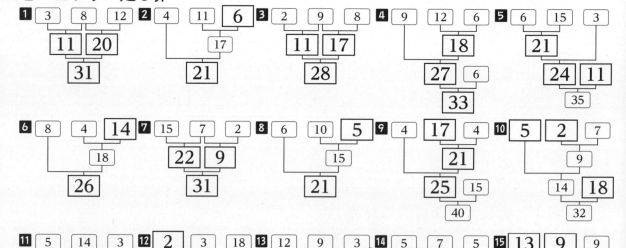

■サイコロ筆算

1. 21　2. 35　3. 36　4. 132、176、1892　5. 37　6. 27　7. 75　8. 372、124、1612　9. 7
10. 5　11. 41　12. 216、270、2916　13. 97　14. 19　15. 41　16. 252、189、2142

44日　■数の迷路

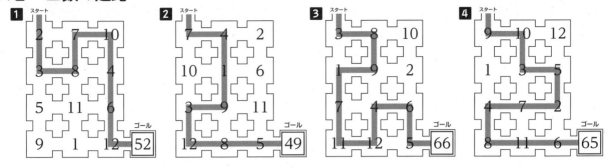

■積み木の体積

1 $8+6+6=20$　**2** $2+16+6=24$　**3** $32+4=36$　**4** $6+8+12=26$　**5** $18+24=42$
6 $8+6+12=26$　**7** $12+8+4=24$　**8** $24+2+15=41$

45日　■トランプ足し算

♠ 53　♥ 55　♣ 62　♦ 56

■穴あき筆算　（答えは上段、下段の順です。）

1 8、1　**2** 9、2　**3** 4、3　**4** 2、5　**5** 6、7　**6** 7、1　**7** 1、5　**8** 1、3　**9** 7、3　**10** 7、1
11 5、3　**12** 6、2　**13** 4、1　**14** 3、4　**15** 7、5　**16** 9、7　**17** 5、7　**18** 6、1　**19** 9、8　**20** 9、5
21 4、1　**22** 7、1　**23** 3、5　**24** 7、7　**25** 5、1　**26** 7、1　**27** 1、6　**28** 7、3

46日　■足し算迷路

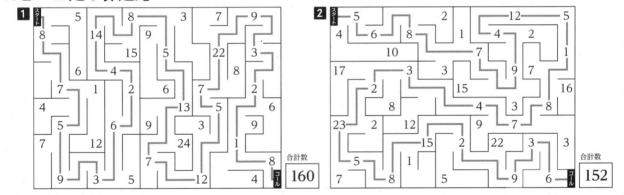

■しりとり計算

1 5、2、16、25　**2** 14、7、35、17　**3** 8、17、4、32　**4** 5、20、27、9　**5** 5、23、8、56
6 24、6、7、49　**7** 28、36、6、3　**8** 10、5、30、41　**9** 36、9、11、22　**10** 9、81、65、74
11 40、20、9、63　**12** 39、24、8、40　**13** 12、3、30、54　**14** 80、64、8、26

47日　■サイコロ筆算
❶ 59　❷ 20　❸ 19　❹ 189、378、3969　❺ 58　❻ 118　❼ 74　❽ 45、225、2295　❾ 21　❿ 4　⓫ 87　⓬ 168、112、1288　⓭ 15　⓮ 107　⓯ 19　⓰ 198、132、1518

■2つの数と3つの数の計算
❶ 49　❷ 1　❸ 36　❹ 56　❺ 10　❻ 37　❼ 11　❽ 15　❾ 2　❿ 29　⓫ 19　⓬ 30　⓭ 34　⓮ 27　⓯ 14　⓰ 2　⓱ 18　⓲ 48　⓳ 8　⓴ 40　㉑ 2　㉒ 3　㉓ 19　㉔ 12　㉕ 2　㉖ 31　㉗ 3　㉘ 15　㉙ 12　㉚ 30　㉛ 9　㉜ 9　㉝ 45　㉞ 7　㉟ 22　㊱ 9　㊲ 23　㊳ 30　㊴ 19

48日　■トランプ足し算
♠ 66　♥ 53　♣ 48　♦ 58

■足し算迷路

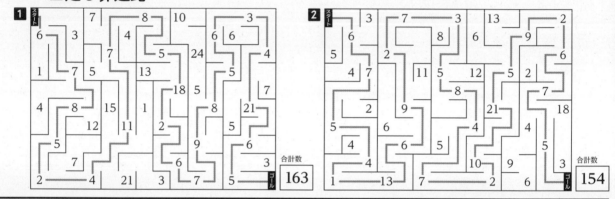

49日　■時間の筆算
❶ 8時間56分　❷ 15時間49分　❸ 44時間46分　❹ 38時間43分　❺ 17時間4分　❻ 24時間48分　❼ 2時間23分　❽ 20時間47分　❾ 34時間9分　❿ 1時間56分　⓫ 19時間48分　⓬ 6時間37分　⓭ 1時間51分　⓮ 34時間51分　⓯ 10時間31分　⓰ 44時間19分　⓱ 19時間3分　⓲ 1時間33分　⓳ 7時間6分　⓴ 3時間44分　㉑ 16時間56分

49日 ■ツリー足し算

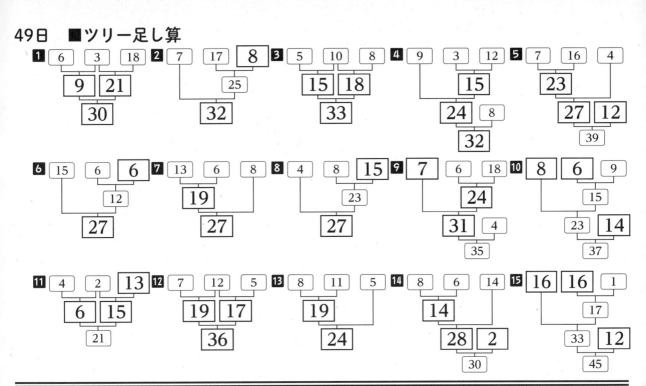

50日 ■サイコロ計算

1 9　**2** 3　**3** 10　**4** 8　**5** 12　**6** 3　**7** 6　**8** 9　**9** 4　**10** 10　**11** 8　**12** 4　**13** 11　**14** 7
15 1　**16** 3　**17** 18　**18** 3　**19** 7　**20** 11　**21** 1　**22** 22　**23** 7　**24** 2

■穴あき筆算 （答えは上段、下段の順です。）

1 1、6　**2** 5、3　**3** 1、6　**4** 0、2　**5** 8、9　**6** 2、1　**7** 6、5　**8** 5、9　**9** 2、2　**10** 9、4
11 8、5　**12** 5、8　**13** 3、8　**14** 1、8　**15** 4、4　**16** 4、4　**17** 5、6　**18** 4、0　**19** 2、1　**20** 1、3
21 5、5　**22** 1、8　**23** 8、2　**24** 4、1　**25** 2、7　**26** 5、7　**27** 3、2　**28** 5、1

51日 ■数の迷路

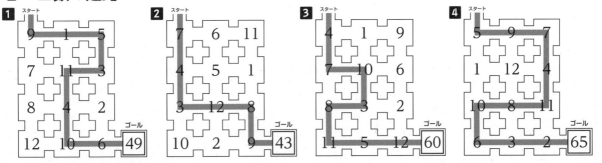

■トランプ足し算

♠ 52　♥ 55　♣ 47　♦ 65

52日 ■ツリー足し算

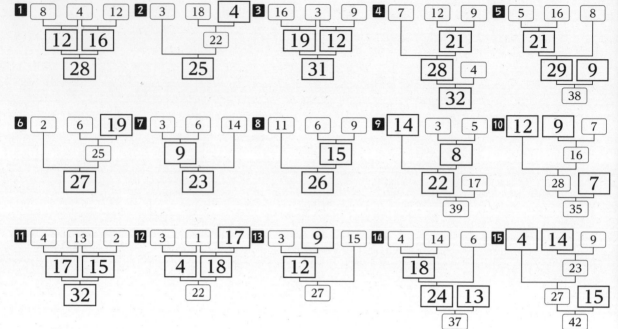

■時間の筆算

[1] 17時間8分　[2] 8時間26分　[3] 15時間38分　[4] 20時間18分　[5] 47時間31分
[6] 34時間29分　[7] 3時間4分　[8] 3時間46分　[9] 37時間42分　[10] 1時間52分
[11] 19時間7分　[12] 25時間2分　[13] 57時間10分　[14] 27時間1分　[15] 7時間29分
[16] 12時間5分　[17] 9時間40分　[18] 1時間32分　[19] 6時間25分　[20] 66時間6分
[21] 24時間19分

53日 ■しりとり計算

[1] 18、6、23、18　[2] 14、32、8、2　[3] 35、7、9、81　[4] 8、36、6、1　[5] 25、10、5、40
[6] 30、6、8、64　[7] 54、38、42、7　[8] 28、4、7、63　[9] 18、3、30、5　[10] 4、2、12、27
[11] 48、45、5、18　[12] 21、3、12、5　[13] 4、8、56、38　[14] 49、7、2、16

■足し算迷路

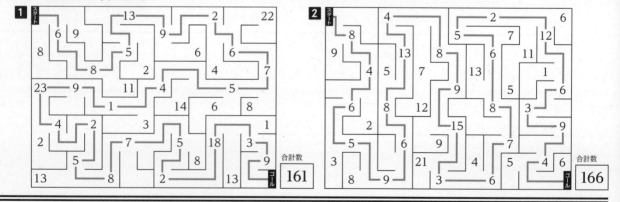

54日 ■いろいろな図形の面積

[1] $7 \times 8 = 56$、$56 - 3 \times 4 = 44$　[2] $7 \times 7 = 49$、$49 - 4 \times 2 = 41$　[3] $9 \times 7 = 63$、$63 - 4 \times 4 \div 2 = 55$
[4] $8 \times 8 = 64$、$64 - 3 \times 3 = 55$　[5] $7 \times 10 = 70$、$70 - 4 \times 4 = 54$　[6] $9 \times 8 = 72$、$72 - 3 \times 4 \div 2 = 66$
[7] $6 \times 9 = 54$、$54 - 2 \times 5 = 44$　[8] $9 \times 10 = 90$、$90 - 5 \times 5 = 65$　[9] $9 \times 9 = 81$、$81 - 5 \times 4 \div 2 = 71$

54日 ■2つの数と3つの数の計算
1 10 **2** 24 **3** 24 **4** 13 **5** 9 **6** 17 **7** 4 **8** 2 **9** 31 **10** 2 **11** 36 **12** 7 **13** 8
14 20 **15** 6 **16** 26 **17** 4 **18** 6 **19** 16 **20** 7 **21** 12 **22** 63 **23** 1 **24** 28 **25** 6 **26** 37
27 8 **28** 5 **29** 1 **30** 6 **31** 10 **32** 1 **33** 3 **34** 29 **35** 48 **36** 15 **37** 4 **38** 2 **39** 20

55日 ■数の迷路

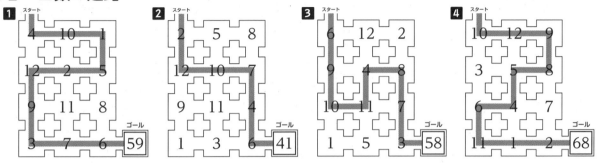

■時間の筆算
1 1時間44分 **2** 10時間38分 **3** 11時間9分 **4** 45時間37分 **5** 23時間26分
6 8時間14分 **7** 19時間57分 **8** 35時間21分 **9** 10時間3分 **10** 13時間24分
11 14時間44分 **12** 47時間46分 **13** 5時間22分 **14** 23時間20分 **15** 5時間38分
16 38時間12分 **17** 17時間11分 **18** 15時間21分 **19** 9時間59分 **20** 49時間47分
21 30時間20分

56日 ■トランプ足し算
♠ 59　♥ 51　♣ 47　♦ 64

■しりとり計算
1 7、31、20、40 **2** 10、16、4、32 **3** 40、27、9、45 **4** 48、8、2、18 **5** 7、28、24、6
6 54、50、25、33 **7** 2、5、25、11 **8** 6、19、4、28 **9** 3、21、40、8 **10** 28、30、5、50
11 20、32、8、0 **12** 49、7、56、39 **13** 6、9、36、28 **14** 35、5、45、19

57日 ■足し算迷路

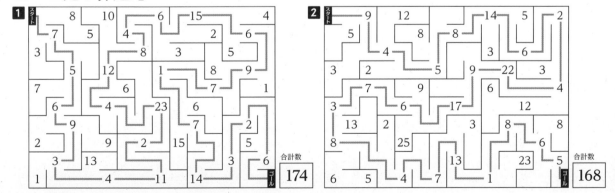

■2つの数と3つの数の計算
1 4 **2** 2 **3** 63 **4** 5 **5** 8 **6** 10 **7** 12 **8** 35 **9** 19 **10** 28 **11** 16 **12** 2 **13** 9
14 14 **15** 26 **16** 17 **17** 30 **18** 4 **19** 6 **20** 2 **21** 12 **22** 34 **23** 8 **24** 26 **25** 22 **26** 6
27 30 **28** 9 **29** 16 **30** 14 **31** 7 **32** 7 **33** 13 **34** 16 **35** 5 **36** 12 **37** 8 **38** 2 **39** 7

149

58日　■サイコロ筆算

1 74　**2** 71　**3** 50　**4** 46、276、2806　**5** 6　**6** 115　**7** 58　**8** 275、165、1925　**9** 1
10 13　**11** 65　**12** 204、136、1564　**13** 10　**14** 73　**15** 40　**16** 325、390、4225

■ツリー足し算

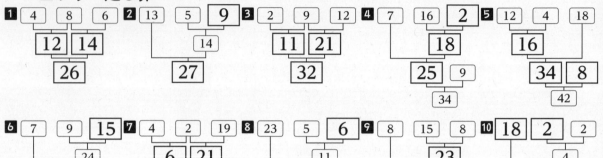
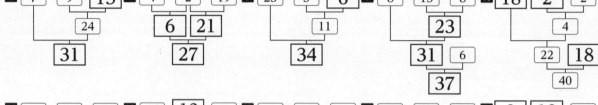
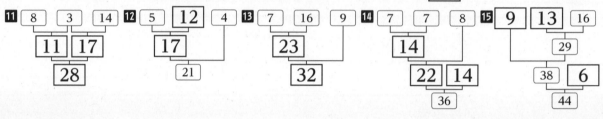

59日　■トランプ足し算

♠ 62　♥ 53　♣ 57　♦ 55

■いろいろな図形の面積

1 $7 \times 7 = 49$、$49 - 3 \times 3 = 40$　**2** $9 \times 6 = 54$、$54 - 5 \times 3 = 39$　**3** $7 \times 8 = 56$、$56 - 4 \times 3 \div 2 = 50$
4 $6 \times 8 = 48$、$48 - 2 \times 4 = 40$　**5** $8 \times 9 = 72$、$72 - 5 \times 5 = 47$　**6** $8 \times 8 = 64$、$64 - 4 \times 4 \div 2 = 56$
7 $7 \times 9 = 63$、$63 - 4 \times 4 = 47$　**8** $9 \times 9 = 81$、$81 - 4 \times 5 = 61$　**9** $9 \times 10 = 90$、$90 - 6 \times 4 \div 2 = 78$

60日　■穴あき筆算　（答えは上段、下段の順です。）

1 0、1　**2** 4、7　**3** 9、3　**4** 1、6　**5** 2、1　**6** 1、7　**7** 1、1　**8** 5、8　**9** 5、5　**10** 9、3
11 5、1　**12** 3、6　**13** 6、7　**14** 4、8　**15** 9、4　**16** 1、8　**17** 8、5　**18** 3、3　**19** 9、9　**20** 1、0
21 9、5　**22** 6、3　**23** 3、4　**24** 8、4　**25** 3、1　**26** 7、6　**27** 7、1　**28** 2、9

60日　■足し算迷路

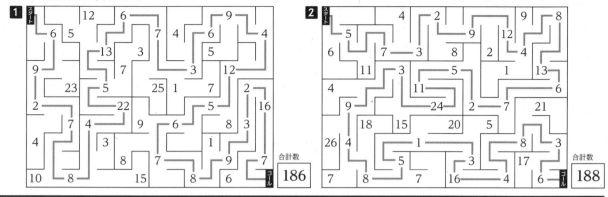

61日　■サイコロ計算

1 2　**2** 13　**3** 2　**4** 5　**5** 1　**6** 13　**7** 9　**8** 6　**9** 22　**10** 16　**11** 5　**12** 41　**13** 1
14 9　**15** 2　**16** 0　**17** 9　**18** 4　**19** 3　**20** 22　**21** 4　**22** 10　**23** 6　**24** 12

■ツリー足し算

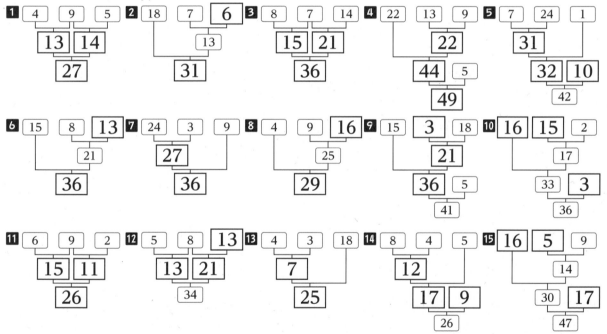

62日　■トランプ足し算

♠ 57　♥ 72　♣ 50　♦ 45

■2つの数と3つの数の計算

1 13　**2** 18　**3** 5　**4** 36　**5** 25　**6** 3　**7** 52　**8** 17　**9** 5　**10** 63　**11** 12　**12** 22　**13** 11
14 54　**15** 6　**16** 12　**17** 56　**18** 7　**19** 7　**20** 18　**21** 46　**22** 15　**23** 19　**24** 7　**25** 3　**26** 3
27 4　**28** 6　**29** 5　**30** 15　**31** 15　**32** 13　**33** 7　**34** 6　**35** 9　**36** 5　**37** 27　**38** 24　**39** 28

151

元気脳練習帳
脳が活性化する 大人のおもしろ算数脳ドリル 計算クイズ・数の迷路　編

2018年12月4日　　第1刷発行
2020年7月31日　　第3刷発行

監修者　　川島隆太
発行人　　鈴木昌子
編集人　　滝口勝弘
編集長　　古川英二
発行所　　株式会社　学研プラス
　　　　　〒141-8415　東京都品川区西五反田2-11-8
印刷所　　中央精版印刷株式会社

STAFF　編集制作　　株式会社エディット
　　　　　本文DTP　　株式会社千里
　　　　　本文イラスト　中川えりか

この本に関する各種お問い合わせ先
●本の内容については　Tel 03-6431-1463（編集部直通）
●在庫については　Tel 03-6431-1250（販売部直通）
●不良品（落丁・乱丁）については　Tel 0570-000577
学研業務センター
〒354-0045 埼玉県入間郡三芳町上富279-1

上記以外のお問い合わせは
Tel 03-6431-1002（学研お客様センター）

© Gakken
本書の無断転載、複製、複写（コピー）、翻訳を禁じます。
本書を代行業者等の第三者に依頼してスキャンやデジタル化することは、たとえ個人や家庭内の利用であっても、著作権法上、認められておりません。

学研の書籍・雑誌についての新刊情報・詳細情報は、下記をご覧ください。
学研出版サイト　https://hon.gakken.jp/